U0048646

我可以不勇敢

但我有
面對脆弱的勇氣

吳姵瑩
著

我始終相信：承認脆弱，不代表不勇敢。

落下曾經強忍的淚水，

抱住眼前害怕、軟弱的自己，

我終於明白，原來脆弱和勇氣是一體兩面；

唯有卸下武裝的心，

才能無所懼地大步往前。

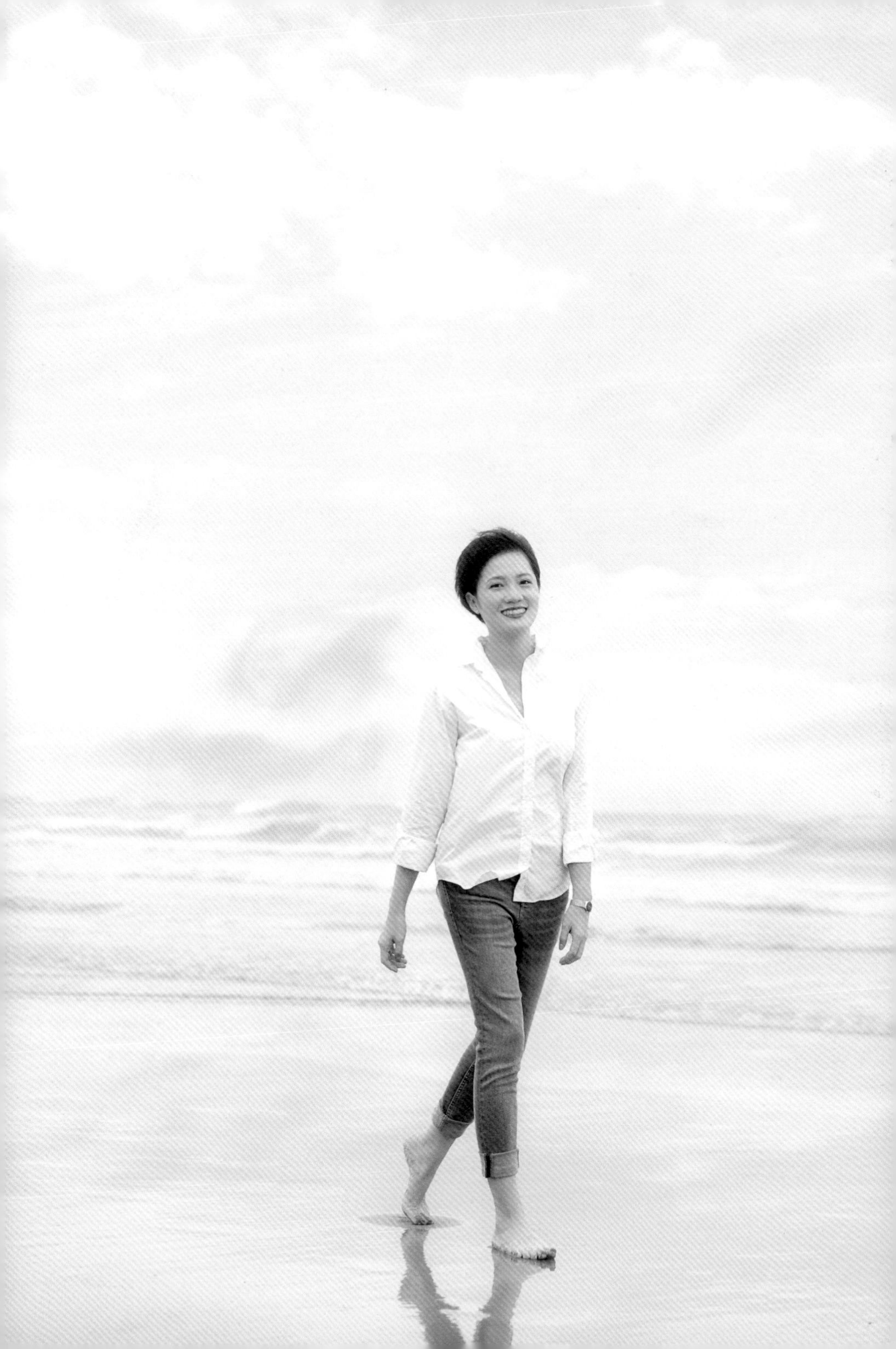

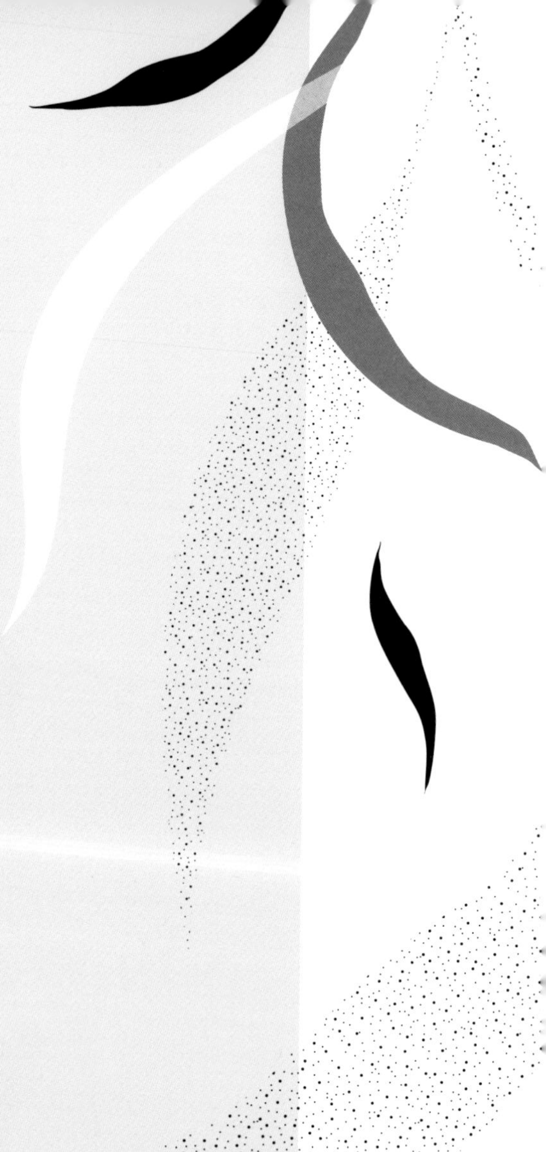

目次

CH2

生活——你必須非常努力，才能看起來毫不費力

CH3

個性——擁有人生選擇權

CH4

改變 — 面對不完美的勇氣

CH5

美——是一種自我實現，人生需求的最高境界

好評推薦

脆弱不代表你是弱者，而是提醒你要勇敢的面對傷痛；即便不容易，勇氣會隨著你相信的那一刻，萌芽長大。

——青年作家 冒牌生

這本書給我力量迎接未來那些不確定的自己。脆弱正常、流淚合理，心和身體一樣，都需要時間的鍛鍊和超強的抵抗力！看完這本書，就像餵食心靈五色蔬果一樣，對未來無所畏懼。Avis讓我看見最真實的勇敢，謝謝你讓我們跟著一起變美。

——演員 張允曦（小8）

嫆翎堅定幽默的文字，從不同視角看待生活的種種考驗。不過分正面、不故作堅強，這本書告訴我們，所有的堅強和勇氣，都來自真正接納並足夠理解脆弱的自己。

——網路連續創業家　崴爺

我看到誠實面對、善待自己而來的生命力，從愛自己開始，我們都值得擁有更好的人生。

——書寫藝術家　葉曄

她用生命寫故事，字字句句，都是早熟與睿智的人生體悟。

——東方美集團副董　鄭娟芳

挫折，是經過包裝的禮物，沒有去面對，不知上帝都將最美好的事物，藏在它的背後。

——兩岸知名講師　謝文憲

／自序／

相信自己有重新開始的能力

三十歲得到癌症，寫下《30歲的禮物》，人生命運從那個時刻改寫。好的方面來看，更懂得珍惜當下，這可能是很多人要到中年、老年後才能懂的體悟，我提早領略，這是不得不的長大；我提早結束了那些浪漫，不再恣意揮霍青春，因為生病的那一刻，我明白人生有限。

人生，就是這麼鬧，這麼難以預料。在粉絲團上，每每收到癌友來信都讓我心一揪，通常是確診後，看了我的文章、我的書，他們說：「因為你，我有勇氣面對。」我總是回覆他們：「不勇敢也是可以的，想哭就哭，想笑就笑，不用讓自己總是看起來那麼好，因為這樣實在太累了。」

除了癌友之外，還有更多來信是關於生活的脆弱。面對人生的挫敗，人們總想問，怎麼樣才可以勇敢起來？怎麼樣才能看起來像你一樣好？我總是說，其實也沒那麼好，只是學著把生活過好，不要凡事上心，面對最脆弱的地方，我再也不反擊，我也不故作堅強；我統統承認，也承受，我接受這樣的自己，所以無所畏懼。人若是有害怕的事，就會變得膽小、軟弱，如果什麼都不怕了，那真的沒有人可以傷害你，除了你自己。

攤開這些脆弱，並不代表不勇敢，即便生病又如何？即便做錯又如何？人生誰不是跌跌撞撞的呢？表面勝利組，不代表完全勝利，人啊，總是費盡了全力，才讓自己在人前、或是社群上展現那個毫不費力的自己。

「你很勇敢」、「你很棒」，很多粉絲來信，或是見到我總是給我一個擁抱、微笑。尤其長輩更是自然而然地牽著我的手，為我打氣……老實說，我不太擅長這些應對，但隨著這些自然而然的愛，心也變得越來越柔軟，除了接受大家的愛，我也成為一個有能力給予愛的人。

當生活的愛聚在一起，我才明白，原來真正的勇敢不是表現出勇敢，而是展現脆弱，去擁抱自己。每個人心中都有一個長不大的小孩，他有很多的恐懼、害怕，社會化讓我們不敢展現自己受過的傷以及各種脆弱，只因我們害怕被再一次的傷害。

如果努力過，就會明白，人生有很多事，光靠努力也沒有用，人生有時就是徒然無功的。可是那也沒辦法阻止我們去追尋夢想，追尋自己，創造屬於自己的價值。這本書記錄了人生很多重要時刻，分享了最重要的日常小事，謝謝那些傷害我的人，成為故事中的過客；謝謝那些對我好的人，為我人生留下美好的記憶。

我沒辦法告訴你們該如何勇敢，因為我認為凡是人都有不勇敢的時候，與其知道如何勇敢，不如學會如何面對脆弱。這是一本攤開人生的書，我希望我的故事，能給你的生活帶來一點力量，用我的生命來證明，在脆弱面前，我們都有不勇敢的權利。

特別感謝編輯桓瑋鼓勵我書寫自己，謝謝家人、朋友、同事一路相伴，如果我有所成，那都是因為你們對我的好，讓我成為更好的人。

最後，書中提到的人名，都是很多人的生命合體，別對號入座，免得傷心。

CH1

新生——
抗癌後我的第二人生

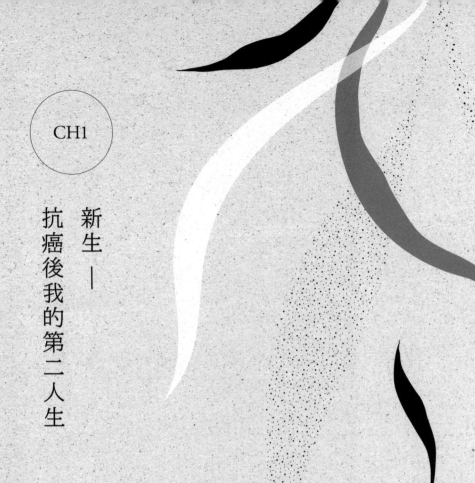

承認脆弱，不代表不勇敢

爭什麼呢？
能承認自己的脆弱，
能好好吃飯、好好睡覺，
應該就是帝王命了吧。

簡單，是一個選擇。

什麼樣的人生，是我想要的呢？我很早就開始思索這個問題。約莫在國中的時候，開始明確知道自己喜歡寫字、講話，更立下非中文系不讀的願望。進入中文系，又開始有了編輯夢，到了研究所在一次兩岸交流的傳媒參訪中，更立志要成為時尚編輯。

因為這些夢想，我做了很多努力，包括廁所讀物都是艱澀的專業書籍，就是平常不會拿起來看的那種。我逼自己在每天的上廁所時間都要翻個幾頁，也因此，研究所時周遭同學都知道我的編輯夢，我也就這麼遇到了貴人——在雜誌社工作的朋友A，他幫我引薦了一個機會，讓我能夠進入雜誌部門當美容編輯助理。

那時的我不愛美容，內心有個文青魂，喜歡採訪人物。所以如果可以支援任何相關採訪的機會，我都會積極爭取。但在嘗試過程中，我發現，對喜歡的東西還是要保持一點距離，一旦太靠近，夢想有可能隨時幻滅。

許多受訪者跟心中原先設想的樣子往往有所差距，像是某些以往很喜歡的採訪對象，默默在採訪結束後翻了一個白眼，攝影師剪片的過程中，也生氣的打電話來嚷嚷：「我們的女神，怎麼會是這種工作態度？」一開始同仇敵愾，久了，會明白工作就是工作，偶像還是保持一點距離才有朦朧美；**人在江湖，誰沒有突然想翻個白眼的時候呢？**

我就是這樣積極的去嘗試生命中任何可能。不停的嘗試，不停的累積，夢想於是就從一個模糊不清的輪廓，變成越來越清晰可見的雛形。不知道以後的「我」，會是什麼樣子？但我心中總想著，會是一個越來越強的專業文字工作者吧！唯有這樣期許，熱情才能持續存在。

感謝老天，在三十歲這年，我的人生活得有模有樣。從助理、編輯，一路到記者，這時候生活經過許多歷練，對自己開始有了自信，卻也在此時，吃完公司尾牙，抽獎摃龜的這一天，被宣告得到癌症……

那一陣子，我的生命簡單的只剩下癌症，剩下治療癌症這個選項。老實說，我很緊張，可是我並沒有在任何人面前掉過眼淚，幾乎沒有讓任何人感覺到我的情緒。所以每當有人問我，我都會笑笑說一切如常，盡量讓生活看起來像個樣子，是個正常的模樣。

直到化療時，迎向各種與疾病對抗的壓力與副作用，身體的痛、心裡的累一波波襲來，我開始正視這一切並不正常，我其實需要告訴別人我的脆弱。因此我選擇利用書寫記錄內心的處境，坦然的面對自己的各種心情。這並不容易，因為**很多人，多數時候，都把心藏得好好的。**

我也不例外。

可是生病這件事，逼得我去認識自己。我最愛的文字拯救了我的靈魂，讓我直視自己的身體和心理，去觀察自己的改變，了解自己的情緒，去承認自己，其實長久以來忽略傾聽的內心。

承認自己的脆弱，並不容易，因為我從未這樣做過。小時候不小心絆倒同學，聯絡簿上被老師寫上大大的紅字，回家路上，我不停擦眼淚，覺得明明是同學走路不小心，自己絆倒，為什麼害我揹上紅字？回家被父母唸了，我就用生氣來反擊。

生病後也是。我身體疼痛，也是用生氣來表達，看每件事都不爽，關係總是一觸即發。但這樣的危險關係，是關起門來的家務事，外面的人是看不見的。所以說，家人要承受的多很多，直到我看見他們的脆弱，銳利的話語為彼此補上了好幾刀，媽媽投降了，我也投降，我流著眼淚，爭論著我也不知道為什麼要爭的事情……後來我告訴她，我真的很痛苦，真的很痛苦，你們都不明白……

媽媽這時才說：「我很愛你。」

那是媽媽第一次說愛我。

「愛」，好像很簡單，實際做起來卻很難。吃飯、睡覺這等日常小事，看似平凡卻也並不容易。在病痛、在烏雲籠罩的壞心情當中，還有那麼多食不下嚥、睡不安穩的時刻。**想想自己放不下的是什麼？是**

驕傲，還是自尊？為什麼總是想要贏？生病讓我體認到什麼叫做贏不了；沒有健康，贏了全世界也沒有用。

爭什麼呢？能承認自己的脆弱，能好好吃飯，好好睡覺，應該就是帝王命了吧。

先愛自己，
才有能力愛別人

只有自己能肯定自己的時候，
做的每件事才有意義，
只有真實確切地愛自己，
才能把愛完整的留下來。

曾經，我掉入了一個黑洞。

我很害怕不被喜歡，所以我拚命討好別人。我努力去愛別人，卻沒有愛自己。我捨不得對自己好，所以總是對人生感到疲憊，總是感覺不到愛，感覺不到家人對我的愛，感覺不到愛人對我的愛，感覺不到朋友對我的愛……一切，都讓我在這世界覺得孤獨。

一旦墜入這樣的情緒，無力感、沮喪感就會包圍著我，直到一個更大的巨洞把我困住：癌症。

為了成為被喜歡的人，我很努力當一個「好好小姐」。什麼都好，可是我這麼努力去愛別人，卻一直沒有時間好好愛自己。當我做到滿足對方的需求，備受肯定的時候，心中總有一個地方覺得失落。在人際關係上，你付出不一定會得到收穫，但工作總是可以靠更多的努力，去得到肯定，因此我很認真投入工作，從中找到成就感。

可是工作究竟是工作，成就感跟努力不一定會成正比，面對工作的困難、友誼的困難、愛情的困難，人總是習慣從一個地方逃到另一個地方，最後受傷、跌倒……如果把人生的重心放在別人身上，終究會失望的，我們總以為換一個地方就會好，不喜歡的工作換一個就好，不喜歡的對象換一個就好，可是如果自己沒有變好，最終找到的仍是不適合的對象。

面對工作的困難、友誼的困難、愛情的困難，不是換一個對象就好，與其選擇逃避，不如面對自己，是癌症讓我毫無選擇面對自己，因為在那個當下我只剩下我自己了。

我這才發現，不只是沒有好好的對待身體，我也沒有好好善待內心的自己。只有自己能肯定自己的時候，做的每件事才有意義，不然得到的總是會失去，**只有真實確切地愛自己，才能把愛完整的留下來。**

我開始去傾聽自己，我可以好好表達我的情緒，我從心底巨大的黑洞走出來。我聽到媽媽跟我說，她愛我；我看到爸爸總是為我準備我喜歡的美食，以及妹妹總是在拌嘴後，默默幫我的忙……我開始感覺到「愛」，從日常的小事，感受到我在這個世界上是被愛的。

感覺到被愛這件事有多難？真的很難。「我愛你」是文字上很容易表達的傳情字眼，但我愛我自己，這件事真的是我現在才得到的領悟，我願意為自己付出，願意讓自己開心。去品嚐食物，不僅僅是為了填飽肚子；去欣賞品牌，不僅僅是想擁有這個價值；去看待生活小事，不只是把一切視為理所當然。

「我愛你」，天天對自己說，先成為有能力愛自己的人、能活出自己的人吧！如此一來，往往才能在人生選擇題上，做出最適合自己的選擇，成為有能力愛別人的人。

拒絕當一個 OK 小姐

如果面對每一件事都是好好好，
當一個 OK 小姐，
終有一天會被自己吞噬。

到底是有多害怕被討厭？全台灣都在瘋一本《被討厭的勇氣》。朋友K買了這本書，看也沒看就擺在桌上。他說：「被討厭的時候看一看封面好像勇氣就變多了一點。」

長久以來，生活讓我們小心翼翼，害怕闖蕩、害怕犯錯、害怕前進，我們一直是中規中矩的被教育著。追求同一種潮流、失去自己的個性。所以在群體生活中，我們重視合群、害怕被討厭，於是所有討人厭的行為，都會成為眾矢之的。

我以前也很害怕被討厭。但不管怎麼做，不論如何小心翼翼，終究還是被討厭了⋯⋯於是後來明白一件事：愛你的人就是會愛你，而面對討厭你的人，無論你怎麼討好他，終究是要被討厭的。明白這件事，讓我心裡好過了一點。

在還沒明白這件事之前，我把所有的付出都當作交換「喜歡」的條件，也許這就是現在很流行的情緒勒索。因為我對你好，所以你要對我好，會不會本身這樣的行為就招人討厭卻毫不自知呢？很多人這樣，我也不例外，只是我的症狀略輕一點。

總是在工作上得心應手，備受老闆、同事喜愛，我偶爾也有踢到鐵板的時候。好幾年前，社群剛興起的年代，看好未來網路發展的老闆W，看我活潑就派我去規畫網站建置事宜，這是原本工作額外的負擔，而本來負責的同事，一句「我不會」就脫身……老實說，那時心中很抗拒，但也不知道怎麼說，當時年紀輕，只能去做。

雖然如此，期許能學到東西的我盡力而為，幾乎能做的事都做了。但與W共事期間，不斷聽聞她的事蹟：包括私帳公報，偽造出席紀錄……這些我內心無法認同的行為，幾乎和她畫上等號，她對她的人生滿是驕傲，當時我沒有勇氣挺身而出，選擇落荒而逃。「如果我當初說出來就好了，我當時為什麼沒有被討厭的勇氣呢？」在往後的日子，從朋友間聽見她因為A了太多公帑，被長官盯上，風雲人物黯然下台，心中倒也沒有什麼開心或是難過；因為都過了那麼多年，我已經不討厭她，我只討厭那個總是說「好」的自己。

與其學會被討厭的勇氣，不如學習適時地放過自己。因為被討厭幾乎是人生注定會遇到的事，學習放過自己卻很難。這代表不能再討好所有人，不再把別人的眼光、要求當作自己的行為準則。你要拿出個性做自己，甚至放過自己、從他人的評價中脫身，儘管這件事會被討厭；那又如何呢？

每個人心裡能承受的負擔是有限的，當然身體也是，當情緒壓抑在心頭，就會長成病。還記得剛到職新工作的時候，我感冒一直沒有好，咳嗽咳出血，一直到能跟上工作的進度，生病才不藥而癒。我一度曾經想說，是不是壓力太大我才生病，但癌友跟我說，癌細胞的潛伏期很長，不會是單一事件造成的；所以，大家不要隨便把自己的病痛歸因於某件事。

最近有個編輯朋友T因病離職。她說，感冒總是好不了，上班的路上就會想吐，主管相信她不是故意找理由，所以也包容她，跟她說，身體若不適可以不用勉強出門，在家上稿也行。她說，這樣的壓力更大，好像自己沒有把事做好，總是搞砸。她是一個好好小姐，也是一個完美小姐，某日聽聞她離職，沒有再跟任何人聯繫，儘管想知道她好不好，但訊息始終「未讀」。

自我認識T已來，她從不說「不」，可是她的身體背叛了她的意志，最終離開了她摯愛的工作。因為工作壓力已經遠遠超過她所能承受的，**如果開始觀察身體，從小地方就可以看得出來變化，不常出現的症狀密集出現，該好的頻率卻比往常拖得更久，這種時候我們都會一直去看病、拿藥，卻忘記問問自己心裡：到底怎麼了？**

老實說，自從學會傾聽身體的聲音後，我覺得我比以前健康很多，尤其懂得拒絕，更是讓自己身心暢快。雖然第一次當討厭鬼的時候，老實說並不好受，因為要做自己、表達自己，一定會傷害一些情感。可是在這之後，日子會過得輕鬆很多。**有磨才有合，不僅愛情如此，生活各種面向都是這樣的；需要一點衝撞，一點冒險，一點勇氣。**

如果面對每一件事都是好好好，當一個ＯＫ小姐，終有一天會被自己吞噬。

所以面對別人的要求、質疑，而自己又無法做到時，請學會跟自己說：「沒關係，不要勉強。」真的，人世間的情感沒有這麼脆弱，堅實的關係只會因為更了解而前進；而那些一碰即碎、根本無法挽救的關係，我們又何必執著呢？學會拒絕之後，生活會留下真正重要的事。相信我，這樣的人生才會讓人真正上癮。

我所面對的困境，無人理解的孤單

這世界有善意的人，
也有惡意的人，
善意的人看見你的求救訊號，
惡意的人看見你的脆弱，
會再狠狠踩你一腳。

掉進情緒黑洞的感覺，就是孤單。

覺得世界上彷彿只剩下我自己，沒有人能理解我，越是孤單越往那死巷裡走。不自覺地落淚、不自覺地嘆一口氣，明明想要走出來，卻不停往情緒幽谷墜落，甚至連掙扎的力氣都沒有。在這墜落的過程，不一定旁邊剛好有人可以拉你一把，與其倚靠別人，倒不如靠自己停止這墜落的過程；畢竟太黑的地方，任誰都會害怕。

如果這世界上只剩下我自己，那麼我是不是應該要好好照顧自己呢？有時候，轉念就晴朗，黑洞裡就有了陽光。說來簡單，但身陷情緒風暴的朋友K跟我說，她很努力，但她真的沒辦法，她還在墜落，於是她拉住周遭的浮木，一起往下深陷……接著，周遭的人都成了那塊木頭，每個人都想撐起她悲傷的重量，撐得住的時候，身上還是有光的，撐不住的時候，就全都墜毀。最後，不只是一個人的悲傷，而是一群人的悲傷。

K原本擁有一個美好的家庭，她說，她沒有辦法控制的去傷害家人，一件小事就能觸發她的敏感神經。她揚言要離婚，老公總是苦苦挽留她，她說她不想活了，她急切地對我喊著：「能不能救救我，你這麼有正能量，能不能救救我，救救我的生活。」

這一次離婚，是她老公先提的。

她說，她找不到救贖，總是往幽暗處走。她知道這樣不對，可是她還是只能不停的往深處前行，她拍了滿手傷痕的照片給我看，「得了癌症好好，好羨慕你得了癌症，像我這樣，沒有人會留在我身邊。」她說。

老實說，她的每一句話，都能逼退我的勇敢。我小心翼翼地回答，也請她去尋找一些機構協助。她回答這沒有用，我只能盡其所能的把愛與她分享，多寫鼓舞的話給她，禮物也總是為她多留一份，聽見她開心了，我也感到高興。但她總是很快又墜入黑洞，開始進入不停反駁自己的人生。

即便我們不處在黑洞之中，都能感受到那份無力感，所以人總是趨光前行，向著正能量走。因為怕太靠近黑洞，隨時會被這樣的情緒捲入，我們會想逃開這樣的情緒。可是如果這個人是至親，是摯友，就很難逃得了。或者，那個人就是你自己……之所以會想特別談論掉入情緒黑洞這件事，那是因為收到太多這樣的信發出求救訊號，「如何跟你一樣擁有正能量？」許多網友都有這樣的疑問。

其實我不總是笑得燦爛，雖然多數時候是這樣的。可是午夜夢迴總還是偶爾有那種不知為何而來的惆悵，會生氣、會發怒、會想找一個人怪罪，誰要是倒霉誰就剛好成為那個備受咒罵的人。後來透過在臉書上發文，把心情記錄下來就不生氣了，我總是寫完就刪掉，文字代替了發怒來宣洩情緒，不過這樣的方法，最終也失去了效用。

有一天夜裡，我在半夜失眠寫的字句被人截圖轉傳，短短幾分鐘，我的情緒變成他人攻擊的利刃……我告訴自己算了，如果是二十幾歲的自己，大概會無所適從，還好得過癌症，算是看過大風大浪，我就是認了。

我跟朋友聊起這件事，他們都說，不管幾點都可以打電話，或是傳送訊息求救，不要自己困在情緒裡面。**這世界有善意的人，也有惡意的**

人，善意的人看見你的求救訊號，惡意的人看見你的脆弱，會再狠狠踩你一腳。

人總有不那樣完美的時候，在生活的困境之中，要為自己找到窗口。當浮木也許辛苦，可是總要有一群人互相成為彼此的浮木，才能在就要落下情緒黑洞的時候，接住那份不安定的心情。

面對困境，可以仰賴他者的善意，但絕不能一心將一群人都拉下黑洞。因為負面的能量會反噬，這些人會離開你，不願意一起載浮載沉。

最近恰好收到癌友M的一封信，寫著，家人對她的包容不再，因為她總是對家人發脾氣、吵架……在日復一日的生活中，她覺得每個人都要讓她，都要遷就她，一開始家人體諒她的病情，但一再讓步的結果，家人累了，不願意妥協了，最後真的讓她，成了一個人。

疾病不會讓周遭的人離開，是情緒讓你不自覺地推開身邊的人。人與人之間，沒有單方面的付出，單方面的包容；儘管倔強，還是要好好想一想，不要讓自己失去自省的能力。**避免讓情緒把你變成一隻刺蝟，逼走他人，也刺傷自己。**

我是病人嗎？還是健康的人？

能不能對我好就好，
不要問那麼多為什麼。

療程結束了，每個人都說我看起來很好，可是我沒有大家想像中的那麼好。

我覺得這就像是失戀，失戀的人要努力走出來。所以好好過生活，它本質上正朝著一個目標前進，一如找到真愛就不再失戀。但這段過程中我就是一個失戀者、單身者。

「你是病人要好好休息。」、「我就是把你當正常人才這樣對你。」適逢最近很流行的情緒勒索，我似乎被疾病綁架了，我既是病人也不是病人。但我確確實實是個被觀察者，在五年觀察期內必須要時常回診，時時面對審判。撐過了，就能對乳癌存活率有所貢獻。

倘若撐不過，就必須再次治療，這段過程是心理戰。

看起來好好的我們，真的好好的嗎？我們總是用「好好」這件事去看待每一個人，好好的人不能坐博愛座，會不會有不方便說出口的情況，但卻很需要這個位子呢？在我生病的時候，我坐在博愛座上都覺得好尷尬……大家一直盯著我看，眼神中彷彿射出這樣的話：「明明又年輕又好手好腳，坐什麼博愛座？」可是，我當時真的站不太穩。因此多數時候，我能站著就撐著身體站著，或是乾脆搭計程車通行。

月經在治療後的一年來了。在跟月經分道揚鑣那段期間，我常自嘲自己就像更年期婦女，有段停經症候群，也許會睡不好，發脾氣的話請大家多擔待。而此時朋友多數處於花樣年歲，以為我在開玩笑。但我也只能告訴自己，不要太期待小紅到來，畢竟不期不待不受傷害，是人生鐵則。

看到月經來的那天，內心喜悅真是無法用任何事來比擬。好像再一次回到青春期，我彷彿忘記那快要昏倒的感覺，眼眶泛淚地迎接久違的女性賀爾蒙！

癌友R說月經來了真的很開心，可是隔了兩年，她來的頻率斷斷續續。醫生說，她這樣算是高齡產婦，有可能生不出孩子……R因此非常苦惱，不斷埋怨為什麼人生總是在逼她做選擇？是不是必須要考慮凍卵？或者甚至跟老公商量生子計畫暫緩……

更多的苦惱是在這五年內，必須每三個月就回診一次，透過檢查報告看自己是不是維持健康狀態？還是腫瘤在身體的陰暗處悄悄滋長，帶來「復發」的一擊？復發的恐懼，是很多癌症病患的苦惱，但我時常忙得忘記想起這件事。有時回信給大家的時候，總是不禁會想，我為什麼不那麼擔心復發呢？可能是我每一分、每一秒都過得很盡力，我覺得我已經把握每個當下，我盡力了，而生病這件事，真的不是我所能控制的，如果我可以決定自己要不要生病，我怎麼會讓自己走上這條路？所以我當然要好好過生活，至少我不想要後悔。

我必須非常努力，才能看起來毫不費力。可是我這麼認真的武裝起自己，讓自己看起來堅強，卻成為被質疑的致命傷。我不想成為病懨懨的樣子，不想被同情，可是說出來，卻好像在討同情，這真是好為難、好為難的人生。

我是病人嗎？我是正在往康復路上的人。我希望在五年後的認證中拿到康復證明，於此期間，我勇敢告訴身邊的人，能不能對我好就好，不要問那麼多為什麼。

自信不是自大，而是對自己全然的接納

自信不是天生的，
時時刻刻都會對自己產生懷疑，
這才是真正的人生啊！

我喜歡我自己現在的樣子，大概活到三十歲才開始喜歡自己，在歷經癌症後才能認同自己，這是什麼樣的人生啊？我究竟如何把自己活成這個模樣？

成為他人喜歡的自己，大概是東方文化根深柢固的劣根性。討好他人，卻失去自己，當開始做自己的時候，也是自我覺醒的過程；我們開始認知到，無論如何，都不可能成為他人眼中完美的個體，每個人都是不一樣的，獨一無二。

快樂與悲傷都得自己先一肩扛起，才有人陪著一起分享，沒有先把垃圾丟給別人的道理。對我而言，自信是後天養成的，自卑則是先天。怎麼說呢？從小，整個社會與周遭環境就教會我們與他人比較，人比人不可能永遠都占上風，然而時時當一個輸家，總會讓人自卑，讓人內心失衡。

承認自己的不足，才能去善待自己擁有的；當能接受自己的好與不好，也就能認同自己，去展現自己美好的一面。

真正的美麗是自信，如果你還不理解，那麼看看明星吧。採訪過無數明星，詢問對美麗的定義，最多的答案就是「自信」。還記得有一個藝人說，剛出道的時候，也不知道自己要做什麼，總是聽從公司安排，隨著進入演藝圈的時間越久，越知道自己適合什麼樣的角色，知道怎麼樣才能展現自己；會開始有主見，也許不一定是對的，但嘗試過，總不會後悔。

明星比凡人更赤裸裸，得面對市場考驗，他們比誰都早熟，都世故。在舞台上的人得閃閃發光，才能吸引人，這樣的自信為他們留下一片恣意揮灑的舞台。凡人如你我，若要在人生舞台上發光發熱，也得找到自己的優點，才能一步一步站上自己的舞台，逐漸發光。

我人生中最勇敢的時候，就是生病那段期間。我可以知道自己在意的事是什麼，現在的我回望那時候，都覺得不可思議，連我自己都被當時的自己給震懾：我的勇敢好真實。

結束療程後，有一段時間我又快要變成那個沒自信的女生。一面自己生著氣，一面又提不起勁有所作為。生病是因為不得不勇敢，面對身體的脆弱越是堅強，治療後，回歸日常生活，身體逐漸變得有力，卻變得沒有信心，不知道眼前要面對的是什麼……也許就是這種茫然，讓我不斷質疑自己：「我真的可以嗎？」

好朋友P對我說：「你生病的時候，都可以把事情做好，怎麼現在卻提不起精神了？」他不停鼓勵我、提醒我，曾經是那麼無所畏懼地對抗疾病。我才知道，原來這份勇氣是會被忘記的，必須要時時提醒自己。我們總是在忙碌的生活中，失去這項支撐自我的能力，當然也有人用比較嚴厲的口吻對我說，如果你要這樣消極，你就一直當一個病人；老實說，面對這樣的質疑，我當下連反擊的力氣都沒有。

只能自問：「我要一直當個病人嗎？」答案當然是不想。

我是病人？還是一個健康的人？我覺得，這取決於內心的一念之間，有時候，身體好了，心卻病了，有時候身體病了，但心卻無比健康。很多時候，也想就這樣逃避度過，但我一點都不喜歡這樣的自己，逃著，卻沒有方向，也因此反過來為自己打氣，不管別人懂不懂，我希望至少我能明白自己，回看當時的堅定，那種感覺很熟悉。

有時候，我是被自己給鼓勵著，才一步一步從沒信心的黑洞中走出。現在，回想起來覺得有趣，我的自信是一點一滴後天養成的。尤其沒想到在抵抗疾病的過程中，能儲備滿滿的能量，成為日後沮喪時的憑依。雖然找尋自己的過程十分辛苦，常常看不清自己要的是什麼；但請相信我，**一旦在晦澀的生活中，看清楚自己真正想要的、追求的，進而燃起自信的火苗，人生自然就會明亮了起來。**

現在若有任何人質疑我，我都會想一想，再去回應對方，而不會在那個當下就先覺得，我就是人家說的那個樣子。我不願意再當一個否定自己的人，因為如果連我都不相信自己，又如何要別人相信我呢？我的自信是後天養成的，以前的我也許是故作堅強、內心搖擺，**現在的我，終於能夠誠實面對自己；自信不是自大，而是能夠誠實以對，相信自己。**

當自己生命的貴人

如果想要做一件事，
一定要昭告全世界，
拋下羞恥心，
並讓自己毫無退路。

「好想當一個文字工作者。」從小就這樣嚷嚷，後來開始四處詢問，真的就問到了一個編輯助理的工作。而當上編輯也是這樣，其實我第一份編輯工作，除了投履歷到人力銀行，還額外做了一件事。

我把想應徵的雜誌，每一期都找來看，再把雜誌中總編輯的信箱記下來，寫了封自薦信寄過去。當時的總編輯M還有回信給我，因為我的不屈不撓，後來也如願進入這間公司。對當時的我來說，很想要去的公司，總是滿心期待，但現在就職好像都失去了這份悸動，這就跟初戀一樣，總是最美。

後來，每次看到總編輯，總是想著，她知道當時我寫了這封信嗎？因為她從未提起。直到後來我和M都離開那間公司，和M從長官跟下屬的關係變成朋友，反而無所不聊，每當她開玩笑說，快來再當我下屬，我都會笑著跟她說，我們還是當朋友比較好，因為老闆跟員工再愛都不可能天天纏綿，當朋友保持距離總是能欣賞彼此。

有一次整理電腦中的舊資料，我把當時自薦的求職信截圖傳給M，跟她說：「你知道嗎？其實我有寫過信給你，你是不是忘記這件事了，但我一直記得，只是說出來很不好意思，我這麼想來這間公司。」

M不好意思地對我說：「哈哈當然忘記了……謝謝你有用盡全力當我同事，好棒的起頭，還好有認識你。」接著我就立馬建議她：「以後有這種人寫信給你，你一定要叫他來面試啊，不要讓他跟我一樣，投了這麼多次人力銀行，我還每次都調整內容，怕被當成怪咖。」說完，我們兩個都笑了出來。

仔細想想，我人生第一份打工也是這樣得來的，我當時打電話給補習班老師毛遂自薦，表示希望能獲得暑期工讀機會。她說一開始被我突然主動打來應徵的舉動嚇到，像是個怪咖，不過想想這樣的人還真是

積極，就把我應徵進去了。再加上後來我表現不錯，這份情誼也就從高中一直延續到現在

至於出書，我更是卯足全力。由於周遭有很多編輯朋友，每次大家想提案想破頭，我跟著在一旁替他們燒腦時，總會多問一句：「那可不可以考慮一下我？」雖然是開玩笑，但還是抱持著百分之一的期待，沒想到第一本書就是在吃早午餐的過程中，和編輯朋友S定了下來；我始終相信，就算只有那百分之一的機會都是值得爭取的。仔細想，**我的人生好像沒有不勞而獲這件事，我都是很努力、很努力才能得到一個真心渴望的機會**，認識我的人都知道我的努力，可是不熟的人，可能會覺得我好像做什麼都很容易，以前會想辯駁，現在會覺得算了，畢竟**我們沒有必要向每一個人證明自己**。

「你哪來的時間寫書？」最常遇到的問題，往往都來自些沒看書的人。當我因為生病哪裡都去不了，每個週末只好在星巴克開門時報到，寫到中午人潮湧入才離開。當時生病之軀，治療中容易被細菌感染，人一多，周遭又是不認識的人，心情難免緊張，也因此會盡量避開人潮。日復一日，與人們錯身而過，一本書的雛型就漸漸完備。

我在大家休息的時候寫作，在人們喧鬧的時候休息，而我失業的朋友，或是加班的朋友，都會排班來陪我寫字，就算只有一下子的時間，也讓我覺得很暖心，不孤單。

現在即便癌症治療完畢，我仍然把寫作的習慣保留下來。週末寫寫字、看看書、理理情緒，曾經有人說過，一件事只要做了二十一次就會養成習慣，去年我養成寫字讀書的習慣，今年我想要養成運動的習慣，所以在臉書上號召粉絲一起身體力行。因為要以身作則所以不能怠惰，我後來發現，如果想做一件事就告訴大家，集合眾人之力一起完成，這像是一個「承諾」的概念，大話拋出去了就沒有退路，只能努力去做，人生才不會遺憾。

至於為什麼要運動？答案很簡單，**讀書寫字是靜態的梳理情緒，運動則是動態的，在揮汗之間，轉移注意力，不再糾結於小事。**

老實說，給自己一個目標真的很不錯，希望二十一天運動習慣養成後，可以繼續挑戰不同的目標。**人生的目標是自己給的，要達到幾分也是自己決定。**我認為，能做的我就盡力去做，不用做到別人認可的一百分，畢竟這世界上沒有所謂的完美，甚至別人心中的「完美」有可能限制自己的成長；只要我們知道自己盡了多少力，那就夠了。

離家後，與家人關係更靠近

我始終相信，
遷徙是為了找到更好的自己，
終有一天，我們會停止搬遷，
找到自己安身立命的位置。

二〇一七年做的第一件事就是搬家。
離家後才知道長大原來是這個樣子。

歷經二〇一六年抗癌，我寫了一本書《30歲的禮物》，對我來說那段時光就是一個過程。在我追逐人生夢想的路上，我遇到了一個難關，我挺過，我繼續往前。癌症是無法選擇的，有時候來了就是來了，可是對我而言，簡單是一個選擇，我可以選擇減去什麼，留下什麼樣的自己，這才是最重要的。

二〇一七年的第一天，我搬離生長三十年的家，搬到離家步行十分鐘的地方。一直想要離家，但總離不了家，在家總是依賴著家人，很多習慣改不了。日復一日，生病期間，立下了嘗試自己生活的目標，雖然住得離家近，還是和家人互相照料，但拉開一點距離，反而能學習獨立。

第一次搬家，學習一個人生活，是段重新整理自我的過程，所謂的「斷、捨、離」就是這樣吧！只帶走真正需要的東西，然後，重新開始。

重新整理家當，才知道原來有這麼多不需要用到的物品；離家有一點距離，才知道什麼是深深的想念。想念媽媽煮的飯、想念家人的嘮叨、甚至想念和他們爭執的片段……當我意識到這層想念，就動身回家，更珍惜和家人在一起的時光。人與人相處總是這樣，有時候太靠近反而會忘記愛的本質，而進一步用情緒綁架對方，要對方對自己好，可是這樣的方式反而傷害了彼此；這也是我在搬離家之後，回頭看過往的自己，所萌生的體悟。

通常都是在親人、愛人，緊密相連的同事、朋友間，我們會無意識的以自己的情緒綑綁對方；愛越多，綑綁的力道就越強。明明我們都愛著彼此、在乎彼此，為什麼卻用情緒和個人喜好來束縛對方呢？**與其在一段關係裡，要求對方成為自己想要的模樣，不如保持距離、時時惦念彼此，進一步也包容日常關係中，無法容忍的碎屑沙石。**

離家之後，媽媽看到我就減少了碎唸次數，噓寒問暖的話也比以前來得多了。在這之後，我陸續也接到許多人的詢問，大家都想要離開家嘗試自己生活。記得某一次，一群好友搭計程車，我分享離家後的感想，結果沒想到計程車司機是一個媽媽，轉過頭來怒斥我們不孝，她說：「你們知道這樣媽媽會有多傷心嗎？」當時，我和一群好友面面相覷，其實我們對家人的愛不曾淡去，可是傳統爸媽不太會鼓勵人，總是會用責備代替關心，在那樣的關係中很容易感覺受傷。尤其這位司機媽媽，更讓我立刻體驗到情緒綑綁的殺傷力。但我也相信，只要耐心溝通，向父母說明我們想嘗試體驗的生活，並讓他們感覺到身為子女不曾減少的愛，父母亦會回過頭來支持我們的決定。

生病過程裡，受到家人很多照顧，每次吵架，我都會陷入深深的自責，總覺得自己很不應該……可是我不喜歡這樣被對待，以愛為名的好意，有時候讓人壓力很大，我只能改變我自己。直到搬出來住之後，才知道媽媽很強大，才知道要怎麼打掃，才知道怎麼樣去照顧自己的三餐，才知道生活有很多瑣碎的事，原來家人都幫我做好了，在爸媽心中，我永遠是他們關心的小孩。

這是我讓自己長大、改善家人關係的解決之道，不是通則，但確實讓我跟家人的感情變得更好。我的人生重新開始，**我始終相信，遷徙是**

為了找到更好的自己，終有一天，我們會停止搬遷，找到自己安身立命的位置。

CH2

生活——你必須非常努力，才能看起來毫不費力

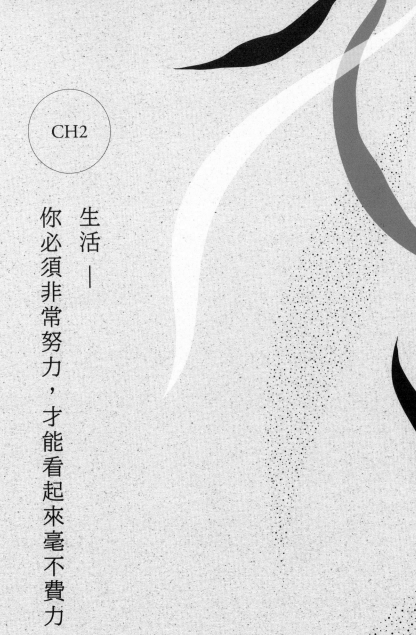

後社群時代，報喜不報憂

我們太習慣表現自己美好的樣子，
卻忘記自己有需要被照顧、
被愛的需求。

活在社群時代，一點都不容易。

社群是活給別人看的，殘酷一點的來說，就是一種自我展演。你可以悲傷，但要悲傷得優雅，你可以憤怒，但那憤怒無法直接，你可以做的就是曬幸福、曬快樂，快樂的那一面無需矯飾，而悲傷的那一面要得到所有人的同感，真的太難。

這世界上不可能所有的人都是好友，即便是臉書的好友關係，也僅僅止於被網路定義的「好友」，社群時代的好友，是互相取暖的同溫層，總會有那麼幾個人，盯著你出錯，就像真實人生般，不總是美好。

仔細想一想，我坐擁許多社群帳號，在不同地方寫日記。日子太苦，還是想要跟別人分享，朋友圈一言難盡的，在網路空間改名換姓，在陌生人的問候與鼓勵中，生活的苦悶終於得到緩解……透過不同部落格寫不同的心事，有的寫職場、有的寫兩性，總是些牢騷，說完就自在的那種。

網友常常很犀利的直指問題。有時取暖不成，反而過於真實。但從一個旁觀人口中說出真實的話，倒也不是那麼傷心，但若是從一個知心好友口中聽見真實，那就是真傷心，人總是需要被溫柔對待。

活在臉書的世界，一天幾個讚固然有點成就，但少了幾個，生活依然運轉著。報喜不報憂的日子，人們漸漸少說話、只愛曬曬圖片，所以ＩＧ時代來臨，當所有人都瘋美圖的時候，誰管醜的那個。

每個光鮮表面，真心得來不易，活在社群時代，爭什麼呢？還是得坦誠一點，快樂就快樂，不快樂就關起來，等心情好再露面，人都是健忘的，悲傷也是。

在與網路社群交手過程中，多數時間我都是很自在的，身為一個網路重度使用者，對網友也是十足信賴，曾經跟網友買過演唱會、舞台劇的票，甚至連機票都買過，雖然內心一度忐忑，但總覺得買了就該相信對方。

生病期間在網路上寫部落格，那時候心情很徬徨，沒有主動認識什麼癌友，畢竟沒有經驗，一時也不知該如何是好，就是傻傻地寫字、自娛娛人。後來有網友主動留言給我，她說，她跟我是同個醫生，若有問題可以加 LINE 聊聊。

我記得我當時就問她一個問題：「聽說化療會越療越嚴重？是真的嗎？」她回答才不是，也讓我放下心頭大石。接著她侃侃而談自己，她說，本來成天在家鬧厭世，生病後，看到媽媽寧願賣房也要讓她醫病，讓她猛然醒來……她說，在那一刻深切的感受到愛。

有時候不免想，會不會是因為「愛」才生了病，**我們太習慣表現、分享自己美好的樣子，卻忘記自己有需要被照顧、被愛的需求，無法直視內心的匱乏，而讓自己生病，不論是身體或是內心。**

在這社群時代，更是讓人惶惶不安，如果對自己不夠有信心，看見這網上的一切，應該更覺得匱乏。但無論如何這都不是放棄自己的理由，你有想像過自己自信的樣子嗎？一個人的容貌若是天生，那我能說，自信是最好的美妝品，人至少都要為自己的美努力一下，自信會讓人變得強大，而且每件事都不再遙不可及。

有時間工於心計，不如好好經營自己

別人的榮光終究是別人的，
沾著他們名氣
也不會讓那榮光跑到你身上來。

專業能力固然重要，但薪水低又耐操的新鮮人反成為壓垮資深員工的最後稻草，資本主義掛帥的今日，沒有人知道下一秒會不會失業。

然而，拜網路興起之賜，資訊透明化，各種事業只需彈指就可開張，不管是拍賣或是寫體驗文，無酬互惠，或是批貨當老闆都不難，難的是從中獲利。

朋友L說，她最近兼職當理財專家，全貸款買了房，甚至還兼做直銷，買什麼都能有回饋，每個月入帳好幾萬，不管說到什麼話題，她總是拿起計算機，告訴我這樣賺多少、賠多少，滿口生意經。

幾年前的她不是這樣子的。現在未滿三十歲的她，有車有房，眼神多了世故，還要我也加入她的賺錢行列、鼓勵我多投資，看我沒有表態，急得再拿出計算機，把我的生活打量了一番。

計算機能算出什麼呢？我也十分好奇。她先算了我的薪水、我住的房，把耳目所及的一切全部都算進去，但人生哪能這麼算？怎麼算也算不清吧！我總覺得，人越是計較越是讓自己顯得渺小，帶著一身世故、錙銖必較的人，心裡算盤打得比誰都精，但內心或許也比誰都空虛。

相信周遭總有這樣的朋友，而這樣的朋友，往往出場就讓人退避三舍。一個人讓自己精明幹練我覺得是好的，但在人際之間要處處算計，那就很容易讓周遭的人感到渾身不自在。

L總愛提起她的豐功偉業，以及她朋友的厲害之處。但仔細想想，這些人跟我們有何關係？當她總要牽著另一個人、或是一個頭銜，才能在朋友之中講話鏗鏘有力，那是不是也是一種沒有自信的表現？為什麼不能真誠地表現自己就好，光是坦白自己就有很多話可說，別人的榮光終究是別人的，沾著他們名氣也不會讓那榮光跑到你身上來。

若要用計算機來概算人生，倒不如在現實中一點一滴累積自我，那才實在。多數時候，我總是相信付出的多、收穫的更多，所以不論是工作或是友誼，我總是願意多分享一點，多投入一點。工作上盡力就好，不懂的、或是想學習的，就自己去上課。繳學費的時候當然也有過一番掙扎，但就是想著錢有時候也不知道花哪去，不如來上課有意義。

進修的心是踏實的，知道哪些產業的學員自己來上課，哪些企業鼓勵員工來進修，真的是一種課程兩樣情。多半有規模的公司都鼓勵員工在職進修，同學K跟我說，她的老闆上完課推薦她來，鼓勵她只要上完課程，拿到合格成績就能申請學費補助，所以她再累也得來，更是在週末努力完成作業，把學費賺回來。

像我這樣自己來進修的人也不在少數，大多都是新一代對自己人生有所規畫與期待的一群，不似身旁的老闆階級同學，來學習管理之道。我們是來學習主事者在想什麼，了解整個產業、帶著不同的期待而來，每個人得到的也不盡相同，唯一共同的事，就是學習。

上了一整年的課，其實最期待寒暑假的空閒日子。度過兵荒馬亂邊上班邊上學的時光，才知道原來只有上班是一件如此放鬆的事。不論上班或是進修，都是為了生活，一定是立下了某些目標，讓我們變成現在的樣子；我們追求的都是更好的人生，畢竟生活總是得到了一些、就會失去一些，因此我們都必須很努力，才能讓所擁有的人生看起來毫不費力。

我們都知道，要成就想要的人生，不會只是像說的那樣簡單。

為身邊的人，多付出一些溫柔

誰能保證能陪得了對方一輩子？
只好珍惜、把握每個相處時光吧。

兒時的朋友關係，小時候，總以為那就是一輩子了，就跟初戀一樣，覺得這個世界就是你跟我，直到認識了更多朋友、談了更多戀愛，才發現，你每一次以為「天啊這就是最後一次遇到對我好的人，我以後再也遇不到更好的人了。」其實往往離開後，下一個真的也不會太差，那些煩惱真是白白操心。

朋友跟戀人一樣，不同階段有不同需求。幼稚園的朋友可能給我一包餅乾，我就當他是拿出所有身家財產與我當朋友了。我可是國小上學第一天，就叫媽媽回家，頭也不回跑去教室跟同學玩，放學還要跟同學玩，那種過度奔放的孩子。

我想此情此景是媽媽想哭，不是我想哭。還記得媽媽堅持要來接我下課，但我堅持要護送同學回家，我真的非常誇張。長大了，還是喜歡照顧朋友，可是久了，也累了，等到自己生病了，才發現，朋友人呢？哈囉？跟蘋果電腦開機的哈囉一樣，冷冰冰的。

呼，還好我天生擁有過度開朗跟心思細膩兩種特質，一面捶心肝內心上演小劇場，一面已展開新的友誼。我相信，人總是仰賴他人的善意而前行，朋友也是。誰先伸出友誼的手，就能先撐起橋樑，當然友誼的牢靠與否，就得看雙方是否緊緊抓牢。

我從小就是一個朋友很多的人。可能個性好聊、豪邁，但這樣的性格就是人人好，未必是件好事。生病之後，朋友重新洗牌，**我想在不同的人生時期，總會有不同的朋友走進生活，也有些人就這樣離去。**

生病時，很多編輯趕記者會，都會帶上我一起，甚至特別來問我需不需要共乘，讓我不至於總是一人撐起所有的事。也遇過懷孕的記者，一手幫我提起隨身行李箱上計程車，她們雖然不多說什麼，但這些小事，讓我看見她們對我的心疼。

右手拿掉部分淋巴，因為害怕水腫，所以盡量不讓它太累。出差的時候，同行記者也肩負起我行李的重量，幫著我扛著走完行程。因此我看見了自己的不足，更謙卑地面對生命。我知道自己有所不能，但我也看見了別人的慷慨，這些朋友沒有選擇無視地走過，因而在此刻的生命結了善緣。

以前總是對朋友很看重，現在則隨緣，**相處的時候好好對待彼此，離開的時候，各自照顧好自己，誰能保證能陪得了對方一輩子？只好珍惜、把握每個相處時光吧。**

好友的定義是什麼呢？有時候，總會把自己的付出加諸於他人，覺得對方也該這樣對待我才是，可是每個人對付出的定義不盡相同。舉例來說，朋友A總是在人際、金錢上算得精，連五元、十元都要斤斤計較；有時候想放鬆片刻，都被她弄得緊張兮兮。

某一次，A找人幫忙搬家，搬家後，說要請大家喝茶，事後居然拿出帳單，要大家各自掏錢出來，讓所有人頗為傻眼。老實說，這也不是請客不請客的問題，就是不夠大器！尤其在她身邊的好友M，總是毫不計較地幫忙著她，但A總覺得，M的學歷比不上她，言語中不時若有似無地嘲諷，說M也不過如此，而自己的朋友誰年輕事業有成、誰又創業成功，彷彿每個朋友都是雜誌封面人物般。

M如常笑了笑，也不特別生氣，她總覺得是A對自己的信心不夠，因為自卑才這樣。久而久之，A的朋友看在眼裡，都覺得M是位個性善良、值得交往之人，但這麼一來，卻又把A給惹火了！A覺得這些都是她的朋友，不是M的朋友，當M越是無所謂，A越是生氣……有一天，M的身體出了狀況，想麻煩A陪她去醫院，A卻再三推託，M後來找了我陪她去，還頻頻致歉，滿臉不好意思。

看完醫生後，確定是子宮頸癌。

M是個個性溫婉，卻需要陪伴的人。從不敢自己就醫、到後來對抗疾病過程中，學會一個人獨自張羅很多事。她發現沒有依附在A的身旁，自己也能過得很好。後來A傳了訊息約M吃飯聊天，M不知道見面能說什麼？她總覺得，如果A真心想約她，應該知道在哪可以找到她。

Ｍ雖然已經習慣沒有Ａ在身邊，但後來每每從朋友口中聽到Ａ，總是批評自己一定是如何又如何才生病，那些妄加揣測幾度讓她心寒，人都生病了還說這些幹什麼呢？但從另一個角度想，Ａ倒是用她一貫負面的方式，將Ｍ留在自己的生活中，而Ｍ早已展開了新生活。熬過五年存活率，也在同年舉辦了婚禮；婚禮上不見Ａ的蹤影，倒是Ａ的朋友坐了一桌。

人的感情就是從一個點，變成一條線，友誼就這樣，走著走著就走到了今天。生活總是仰賴他人的善意而前行，所以人要活得善良一點、多體貼周遭的人才是。誰都不知道哪一天，會需要別人溫柔的對待；畢竟種下去的種子，就算沒有結果，也會開成美麗的花。

生活讓我們變得既平凡又脆弱

之所以害怕失敗、害怕痛，
是因為我們看見了別人的失敗，
害怕自己也落到那番田地；
因此都還沒跌倒就擔心受傷。

生活，總是有很多不得不做的妥協，妥協久了，個性的稜角被磨平、失去自己，反而變得無比脆弱。

好友C跟我說，你知道人長大會變得平凡嗎？小時候總是有很多理想抱負，現在連夢想的勇氣都沒有，因為在描繪夢想之前，已經可以預先看到十個以上的關卡，想都不想直接說不可能。

小時候，可以輕易嚮往、輕易說出長大想要做什麼，長大了思前顧後，最後連夢想的勇氣都沒有。有時候就是做做白日夢也很過癮，一天就二十四小時，若是能用想像去遨遊世界，也不失為一種樂趣；文字的世界如是、影像的世界也是，想要的世界有多大，端看自己的想像有多大。

生活中有兩種人，一種勇敢說夢、會努力去做，失敗也沒關係，另一種是不管別人做什麼，他就是永遠的對立面，滿口「不可能、不行、不要……」，十分安於現狀。前者作為逐夢者，會和周遭的人一起向前走，後者則是用許多負面的否定句把別人拖著……多數時候，他們會變得孤立而不自知。但絕大多數人不是一開始就這樣的，小時候關於「我的志願」這個作文命題，我們都不用怕被別人笑，就能坦率寫出，要多荒唐有多荒唐的願望，就這麼躍然紙上，彼此看了相視而笑，不是嗎？

是生活讓我們變得既平凡又脆弱的啊！我們本來不是這個樣子的。**之所以害怕跌倒、害怕失敗、害怕痛，就是因為我們看見了別人的失敗，害怕自己也落到那番田地，因此都還沒跌倒就擔心受傷。**

近年創業之風盛行，很多朋友紛紛創業、甚至有了副業。他們說，小時候總覺得當老闆很威風，能自己做主。但現在當了老闆。每天睜開眼想到的就是花錢，連放假都得要發放薪水。他們坦言從不同的立場去看待事情，就會很不一樣，當然這些創業者不是每個都成功，成功的人講得雲淡風輕，就是運氣好搭上了浪潮，或是謙虛地說還得再努力，天知道這背後努力有多少，眼淚多數時候都是背對外界的人們擦乾，再挺身往前走。

在媒體業，或者說是時尚圈、美妝圈，擁有人人嚮往的工作，但其實這個工作是非常現實的。如果沒有關係，就得靠實力，實力之外還得搭上各種外在的包裝，才能被看見。除此之外，這行也非常競爭，因為總有人在後頭等著進來，長江後浪推前浪，有危機意識的趁早換了跑道，還沒想好能做什麼的，就先卡著位，按兵不動。

很多資深前輩看著數位時代來臨，有點慌，坦言也不知道能做些什麼，且戰且走，也許。在這幾波裁員潮當中，多數都是資深的前輩離開，他們有的華麗轉身開創第二事業，有的就此消失，所有訊息已讀不回，甚至連讀都不讀，沒辦法放下昔日榮光坦然面對。

仔細觀察，我發現時尚產業沒有所謂的老人，每個都貌美如花，看不出年齡，每個人努力保持年輕的心和衝勁。仔細算算，年過五十者少之又少，真的很難從前輩中看見願景，當新面孔一個一個進來的時候，都讓人感嘆青春的逝去；當年自己也是這樣，從小助理做起，一步一步走到了今天……

為了夢想、為了喜歡的工作，我付出很多，甚至忘記要好好照顧自己。其實兩者不應偏廢，生活最重要的事就是吃飯跟睡覺，而維持生

許也是多數人的生存之必須。為了活下去，我們才變得平凡又脆弱，

但為了活得更有尊嚴、更接近自我，我們有時候也得守著一些稜角，才不至於丟掉自己本來的面貌。

人生比氣長，
不要執著眼前

如果永遠怕傷了別人，
那就要做好自己受傷的準備。
無論要當一個乖乖牌，
或是 Bitch，
務必讓自己迷人，
但盡量避免傷人。

把一生拉長來看，我們最先在意的成績首先是學業，再來是工作，最後才是健康。

從學校開始不停面對分數的挑戰，透過每一次升學考試、每張成績單，才決定下一步要走去哪，有時候想去的地方力不從心，有時候也不知道怎麼就走到了這一步。

到了職場，通常才是大部分人開始去思考，這輩子想做什麼的起點。當我們面臨更多工作、人際考驗的時候，才發現所謂的「分數」變得很模糊。它不再只是選擇題、也沒有標準答案，有些人不會做事，但會做人；有些人做事積極，但個性機車難相處，在職場不斷的競爭廝殺下，人比人總是沒完沒了。

比到最後，拿到了好的職位，最後再來比氣長，**最終還是讓健康決定了，我們能走多遠。**

在時尚圈工作，其實就像《穿著PRADA的惡魔》一樣，常常有苦難言。工作上誰沒吃過悶虧？還記得有一回受了天大委屈，我跟好友說，我以後要是離職，就來寫一本《穿著 ZARA 的 Bitch》，說到這 ZARA 可別生氣，真心是因為 ZARA 走在潮流尖端，價格要比 PRADA 實惠，一樣有兩個 A，價格天差地別。

說實話，時尚圈的薪水根本穿不起 PRADA，想去時尚精品特賣會，用媒體價購物，還得看看自己的職稱夠不夠分量、能不能收到邀請函，這一切都十分現實。一開始總會跟著主管去搶便宜，但久而久之也乏了，每次入場都要看人臉色，真希望有一天是憑臉入場啊，漸漸就覺得，還是大大方方地買，何必這樣受氣。

每每想到這些彷彿偶像劇的劇情，我就忍不住在腦中構思我的小劇本，這個討厭鬼我一定要讓你在我書中當最醜的角色，但在我生病過程中，這樣的氣魄不見了，失去娛樂自己的能力，那種生活的白痴幽默感，竟然怎麼笑也笑不出來，我好像才是被自己劇情惡整的那一位。

隨著身體日漸恢復，幽默感也漸漸回來，懂得嘲笑自己是童話公主，因為玻璃心，處處需要人家呵護。但此話只許自己說，別人說我玻璃心，我真的馬上玻璃碎滿地，還會撿起玻璃跟對方拚命。

從小最擅長寫字，只要遇到委屈的事，我總想著，有一天我會寫下來、狠狠反擊。當自己有這樣寫下來的能力時，卻又沒辦法真的這麼犀利的直指別人。人生至此，還是帶點溫柔的目光以及幽默感最重要。開開玩笑，幽自己一默、抱怨兩句，也就罷了。但總覺得自己在生氣之際，還能這麼幽默也算難能可貴。我總是擅長苦中作樂，就算再怎麼苦的事，我也能說得像是個笑話，看看那個曾經讓我吃過苦頭的K，她的人生平步青雲，儘管沒有優異的文筆，也沒有優異的才能，但總是能博得高位，就算有再多人跟老闆打小報告，說她的不是，她仍是屹立不搖。

後來我學會一件事，向上管理也是一種本事，要活下去就得學習Bitch的本事。如此說來，又有點像宮廷劇中的鬥爭，但其實爭與不爭，有時也由不得人。日後在生活中遇到K，我總是微笑點頭致意，朋友S見著了，問我說：「她這麼討厭，你幹嘛跟她打招呼？」我說：「我天生就是笑臉，我見誰都是笑的，我當下根本忘記我為何討厭她，何況我笑了，她這才緊張吧。」

仔細想想，在人生中，誰沒當過 Bitch 呢？總是在爭上位，或是為自身權利爭取時，留了點私心，就是程度多寡而已。生病之後，我倒是覺得，做自己很好。**如果當個 Bitch 可以讓自己快活，何必要當乖乖牌？但這不是鼓勵大家當個 Bitch，而是如果永遠怕傷了別人，那就要做好自己受傷的準備。無論要當一個乖乖牌，或是 Bitch，務必讓自己迷人，但盡量避免傷人。**

在愛情裡不要忘記自己的模樣

不忘記愛的初衷，
不忘記自己，
那才能真的去愛。

年輕時的戀愛，總是想著求全，成為對方心中喜歡的樣子。所以努力把自己的稜角磨掉，甚或藏了起來，卻忘記當時兩人相遇是看著對方的優點和缺點都可愛。

好友G一直以來都以擁有班花等級的容貌自豪，在每個人的盛讚下，她也常覺得自己與眾不同。她有她的驕傲，這樣的日子一直到她愛上了一個不對的人。

她的男友H擁有比她更多的光環，也因此所有的目光不在G身上，加上H總是自顧自的和他的朋友聚會。G打不進男友圈，在G的心中，H足以與她匹配，他們在一起的時候，她仍是驕傲的，一旦H不在身邊，她就變得患得患失；漸漸地，往日的公主也黯然，她不再高高在上，而變成一個渴望愛情的女人。

沒有光環的G，就像失去翅膀，更是害怕失去H。在這段關係中，G沒有了自己，H還是愛她，可是他不明白，為什麼G就是不能做自己，非得這般黏著他？所以他開始說謊，用正當的理由，掩蓋他的荒唐。

G發現了H跟別的女人聊天，就會引發嫉妒，她把他抓得更緊。她總覺得，只要不戳破，童話仍可以繼續。她覺得她在忍，她不用這件事來鬧他，但她找生活中的其他小事來吵架，試圖引起H的注意。她做了很多，但這段關係仍不歡而散。對這段無法挽回的愛情，G的心中從愛變成恨，她恨這個男人讓她成為這般可憐的模樣。

到了最後，她變得全身都是刺，只要周遭的人過得幸福，她總會酸上幾句。她沒辦法看見自己得不到的童話在她身邊發生，後來聽說H的新女友跟G長得很像、個性也像，這讓G發了好大的脾氣，她質問H，H只說，他喜歡有自信的女人。

不知道是G變了，還是H變了？到頭來，終究是G對愛沒有信心，進而失去了H的心。周遭的人看著也心疼，由於我們都是他們兩人的共同朋友，G讓我們選邊站，我們只好在她的注目下，打開臉書刪除H的好友關係。

仔細想來，不忘記愛的初衷，不忘記自己，我認為那才能真的去愛。愛情不見了，那並不可怕，因為**愛情是兩個人的事，可是如果自己不見了，那會變得很可憐，把自己依附在對方身上、失去自己，最終也會失去愛情。**

因為對方喜歡的不是這個你。

談過幾次戀愛，跌跌撞撞，有青春的義無反顧，也有長大後的故作瀟灑，不論是哪一種，愛情總是難以言說，畢竟是兩個人的事。從二十多歲的爛漫，到了三十歲的選擇，其實每個決定還有心情都隨著年紀增長，而有了不同看待的方式，想來成長還真是殘酷。幸好在愛情裡，我們還能透過另一個人的眼睛，去看見自己不同的模樣。當然不戀愛的時候，就好好愛自己，永遠不要忘記自己的魅力。

老實說，對愛的反思，起於在雜誌社工作的時候。當時老闆指派我用筆名寫兩性專欄，把自己的愛情觀攤開，被讀者檢視、被同事討論。那些經過思辨後的討論轉變為文字，讓我更能看清楚愛情中自己的輪廓。因此那段時間，總覺得約會好迷人，不管是自己的故事，還是別人的故事，都變成寫作的素材。

因為書寫不能只是對自己負責，還得對讀者負責，所以必須不斷反覆檢討。這才發現，原來「自己」在愛情中有多重要，要先愛自己，才有愛人的能力。在愛情裡莫要失去自己的模樣。**那些錯的人，只是為了讓我們遇見對的人，所做的準備與學習。**

喜歡自己現在的樣子

雖然一路都是人生勝利組
也令人欣羨，
但這種命格不是人人有，
更不是人人都能承受得起。

要說出喜歡自己現在的樣子，其實很不容易。真心喜歡自己其實需要很大的勇氣，當然討厭自己也是。

研究所念書時，寫論文援用了學者馬斯洛「需求層次理論」。這個理論常常被提出來討論，他認為人的需求會不斷提升、蛻變，從基本的生理需求一直到安全需求、社交需求、尊重需求、自我實現、自我超越。人生先求溫飽，繼而追求美好生活，最後是自我實踐，我覺得喜歡自己現在的樣子，已經到達自我實現的標準。

這些標準我認為來自心中的一把尺。有些人在某些階段，永遠覺得還不夠，所以努力去掙錢，或是填滿那個匱乏的洞，這無關乎好壞，是一種人生選擇。不管我們追求的層次到了哪一種，我認為傾聽自己內心的聲音，達到自己的里程碑，是我們每個人都期盼成為的樣子吧。

看著眼前的目標，有時候，就是缺乏了一點前進的動力與勇氣，只要再堅定一點，就能抓住想要的人生，有時候不免這麼想。馬拉松的精神，很適合用於此，跑到最後的才是贏家，或者說是人生的勝利組，這也是所有運動家的精神：堅持，不放棄到最後，跟自己比賽。

很喜歡看運動比賽，也很喜歡運動，在比賽場上，總能看見賽事終了，勝利的一方歡欣鼓舞，與群眾分享奪牌的喜悅；而落敗的那一方，再怎麼揪心也得趕緊收拾情緒，把掌聲留給勝者，獨自離開。

我常說：「我必須非常努力，才能看起來毫不費力。」**站在舞台前，或是站在人群之前，要處之泰然，展現自信的自己，那都是歷經許多不被看好、還有關起門來的鍛鍊**。這樣的鍛鍊不只是身體，還包括心理，要讓自己意志堅定。在賽場上想贏，除了比競技項目，還要比心理狀態，因為這樣的比賽不會只有一次，會一次一次的來，得一關一關的過。沒有人知道，能不能拿下獎牌，每個人都是佼佼者，比的是實力，比的是運氣。

賽場上，除了奪獎的會被記住，還有就是拚到最後一刻的；努力不一定能得到喝采，但一定能贏得尊重，至少問心無愧。

二〇一七年的九月，朝聖了美國網球公開賽，在此之前也看了很多國際賽事，蒐集公開賽也是我的人生清單之一，在這年完成了一樣。歷年我的目光都在R. Federer身上，他總是贏球贏得優雅，輸球也輸得有禮，展現運動家的風範。

這次去美國，有一位阿根廷球員讓我印象深刻，他是Juan Martin Del Potro。他所在的主場，可以看到人群匯聚，世界各地的記者狂奔而至，這是我第一次看到比 R. Federer 還要熱情的場，在連輸三盤後，一路苦追，最終贏得勝利。

其實看比賽最喜歡看這種勝負一線之間的賽局，如果一方強勢贏了，反而沒意思。有時候想想人生也是這樣，有苦、有樂才會精采，**雖然一路都是人生勝利組也令人欣羨，但這種命格不是人人有，更不是人人都能承受得起。**

頂尖的運動員某方面來說是孤單的，因為要不停的鍛鍊，不停的挑戰自己，太多的干擾會讓他們沒辦法專心前進。我想，要成就自己也是需要這樣的耐性吧。會這麼努力，為的是想要自我實現、自我超越。

除了透過運動培養耐心，也因為在運動中，認識了志同道合的朋友。從大學一直到現在，網球社的朋友一直都是非常重要的朋友，雖然我總是打不好，多數時候，拍照比打球強，但每次跟朋友相聚，打打球、聊聊天，生活倒也舒心。

我很喜歡現在的樣子、現在的生活狀態，希望你們也是。

CH3

個性——擁有人生選擇權

真正的自由
是擁有選擇權，
而不是被選擇

千萬別說了一輩子，
卻連跨出一步的勇氣都沒有。
對我而言，其實只要嘗試過，
就算失敗也很值得一說。

想要什麼樣的人生，我自己決定。但老實說，又有多少人可以決定自己的人生？沒有錢的時候，努力掙錢求生存，沒有健康的時候，才開始想到要好好過生活。人總是失去後，才驚呼，自己原來也有想要的人生。

以前的我常常希望一把抓，什麼都要，也什麼都失去。在失去健康後，才發現能抓住的東西並不多，現在我一點一滴把自己找回來，也確立自己要走的方向。這樣的選擇權，是因為自我意識的覺醒，還有我不再被控制。某些世俗的框架，真是壓得讓人喘不過氣來：把書讀好就是好孩子，乖順不叛逆就是好女孩，但仔細想，反骨的時候，也挺有個性的不是嗎？

以往固執的我，現在學會放下固執，只專注於眼下想做的事。但回顧過往的積極人生，也並非一無所獲。以前的自己總是一天當兩天過，下班再去打工或是當志工，時間若空下來，就閒得發慌，我沒辦法無聊，一定要找件事來做。也因此有趣的課就去上，想出國去玩，就存錢出發。我是說到做到的人，不囉唆，否則光說不做，說久了都沒意思。

因此我常建議周遭朋友不要光說不練。**千萬別說了一輩子，卻連跨出一步的勇氣都沒有。對我而言，其實只要嘗試過，就算失敗也很值得一說。**我每次去嘗試新的事物，不管成功或失敗，都對自己感到驕傲，至少我去試了，我能分享經驗，誰說一定得成功才算光榮？

舉例而言，學英文對我來說就是不停失敗的經驗。補習從沒少過，但就是少了一份熱情，大學當家教時，教小朋友國文，總是以此勉勵他們：「老師英文很爛，所以你很棒，因為你英文比老師好，但老師國文比較好，所以我們互相學習。」我發現示弱比逞強有用，學生突然就會覺得我們是一國的，後續教學也能事半功倍。

雖然我總說，我的英文補習費花最多，回報最少，但我還是沒有放棄。出國了，偶爾也用菜英文說上幾句：「能不能幫我拍張照？」、「明信片要到哪去寄？」在一些關鍵句子上，英文特別溜！以前不喜歡英文考試，因為考不好也沒信心，長大為了要去看世界，所以邊玩邊學，倒也沒壓力。想把語言學好，只是希望自己可以看到的世界更遼闊，不要總是靠別人翻譯。

從興趣入手、從需要處學習，讓自己成為一個有趣的人，生活自然也不無聊。我就是這樣的一個人，怕無聊、停不下來，但現在不會一次把事情統統擠在一起，會一件一件進行並妥善分配時間、保持對生活的熱情，還有喜歡嘗試新鮮事物的好奇心。

除了保持學習熱情，讓自己生活不侷限，面對人生有更多選擇之外，財務自由我覺得也很重要。我不擅長理財，但這也是我要學習之處，有陣子我發現自己特別擅長花錢，平常花錢上課、投資自己就算了，這方面我幾乎不太會計較。但學生時代曾經有一段時間，剛開始當家教、到補習班教書，突然賺了大錢，卻很衝動地亂買衣服，才發現這樣得來容易的錢，來得快去得也快。在高壓環境下，領到錢就去購物，也因此在衝動血拚上繳了不少學費，買了很多不適合自己的東西。那陣子的揮霍，讓我有了一個體悟：買到無用之物，等於廢物；買東西要買得好、買得精，用得到的東西，就算價格高，也可以入手，有用之物，就是好物。

後來，開始當一個文字工作者，錢賺得辛苦，要付出很多時間、心力，還有腦力，相對報酬不高。從那時候開始，我學會珍惜努力賺來的錢財，發現每一塊錢都是辛苦錢，都要花得開心才行。因此在我所有工作之中，編輯的工作薪水不是最多，但卻是我最珍惜的。

我想跟每個女生說，嫁個好老公，固然是童話中完美的結局，但在真實人生中，沒人能保證人心會不會變，最重要的是掌握人生的主控權，投資自己永遠不會失誤。只要花在自己喜歡的地方，所有的錢都會再回來，**因為做自己心甘情願投入的事，就是一種正能量的循環。**

敢說夢想的勇氣

不敢夢想的人才會質疑別人的夢想，
那僅僅是因為自己做不到，
而覺得別人也做不到的心理。

一直以來都很喜歡上課、學習新事物，只要有興趣或是好奇的，我就會去找課程來上。這也是大學時代養成的習慣吧！在大學社團的網球課、書法課學習，雖然不是學得非常好，但過程卻挺開心，也認識很多一輩子的好朋友。

以前念中文系的時候，一度很上進，還雙主修德文，到了研究所，只要公佈欄上有免費課程我就會去報名，甚至參加校外講座。其實仔細去看，很多都是政府補助學生的課程，在業界都要很多錢，那時候我報名了專案管理師課程，還去大學部旁聽文學創作；想想當時的心態，總覺這些課程那麼貴，卻都有補助，只要多聽一堂就是賺到，而這樣的好習慣也保持到現在。

我覺得，所有學習都會在某個時刻帶來靈光。我上過的課很多元，有科普寫作、散文寫作、畫畫、創業課程、插花課等等，有些就是去看看，原來是這樣啊，當然也學過修圖軟體的課程，但發現自己不太擅長，課程結束後，好似也就忘光，所以還是跟著自己的喜好走，因此認識一群同好。

認識同好的好處在於，隨時可以展開一場討論，彼此沒有工作上的利害關係，在溝通上比較沒有防備，更可以侃侃而談；彼此互相學習、分享，讓心靈更為富足。

朋友N總是覺得我什麼都學，卻什麼都不精。她有時候會用不以為然的口吻打擊我，但是我堅信我做的是對的事，因為每當我新學習一個領域，總能很快認識新朋友、開拓視野，雖然我最終專精的還是文字，但我的文字不會受限，可以跟我一樣，走到哪寫到哪。

對我來說，影響最大的就是寫作課。一開始是因為高中參加營隊，研究所畢業前，想再去一次文學營感受青春，結果找不到人同行，反而自己隻身前往，因而認識了一群真正喜歡文學、喜歡書寫的人。在他們介紹下，開始去阿盛老師的寫作班，同學間的情誼就從這裡開始往外擴展，一轉眼也好多年了……

斷斷續續地上著課，每當我下班狂奔出辦公室，同事問我：「要去哪？」我說我去上寫作課，他們都以為是英文寫作。我說是中文，每個人卻露出一臉疑惑。我笑答：「雖然身處於浮誇的時尚產業，我還是保有熱愛文字的初心，好嗎？」大家應該想送我幾個白眼，但還是語帶祝福要我好好上課，並且快點出發，因為「已經遲了很久」。

這讓我想到有一次，某位編輯主管W面試我，她問道：「以後想做什麼？」我說：「想當作家，出本書這樣。」她就一直狂笑，大概有三分鐘那麼久，在她心中這大概是毫無雄心壯志的願望，想不到我在生病那年火速達標，現在開始要邁向人生下一步，經營自己的品牌。

每次說出夢想，都會遇到很多問號、甚至質疑。以前說要當作家，大家覺得你犯傻，現在要做品牌，大家覺得不成氣候，但每次我眼神堅定地說：「我就是要做。」發現對方都會被我的氣勢嚇退一步。其實被別人笑或是怎麼看待我一點也不在乎，因為至少我有夢想，**不敢夢想的人才會質疑別人的夢想，那僅僅是因為自己做不到，而覺得別人也做不到的心理。**

我總是覺得我可以。不會的就去學，只要擁有學習心就不怕被世界淘汰。我也常鼓勵朋友，只要你敢說出夢想，我就敢相信你。我希望我能得到「不問為什麼」的鼓勵跟信任，所以我也用這樣的態度對待朋友。

夢想的路上，讓我們一起不卑不亢地前進！

只有我可以決定人生，好壞都由我來扛

人生的狗屎，
有時候就是躲也躲不掉，
但如果一直抱怨、
一直憤怒、一直抓狂，
那麼最終只剩下自己，
還有一團亂的人生。

氣場很重要，通常倒楣的時候就會更倒楣。記得我踩到狗屎的某一天，太生氣，結果那天總共踩到三次狗屎。

人生的狗屎，有時候就是躲也躲不掉，但如果一直抱怨、一直憤怒、一直抓狂，那麼留在你身邊的人都會一一離去，最終只剩下自己，還有一團亂的人生。

轉念，不只心情會改變，氣場也會改變。我一直相信這是真的，也在生活中屢屢實踐。這跟吸引力法則有點相似，只是吸引力法則告訴你相信就會得到，但我是一個沒有偏財運，也不依靠天降好運的人，我的人生一步一腳印才走到今天，我不相信吸引力法則，我相信事在人為。

我只能說，改變氣場、心態，壞的事情很快就會過去，好的事情也許不會馬上來，但總不會更壞了。改寫人生的命運，我覺得我真的是用生命在實踐，**沒有人可以決定我人生的劇本，只有我自己可以。**

例如我的抗癌故事，其實一開始就沒打算走悲情路線。這又不是我願意的，我就是做自己，用自己一貫的幽默、樂觀挺過，當然也是有低潮的時候，想哭就哭、想罵就罵，把眼淚擦乾，覺得自己就算光頭也是美的。

我覺得當自己找到力量的時候，全身都在發光，每天神采奕奕，雖然體力大不如前，但親友總說我看起來氣色更好。而生病以後，也不再像過往只要人生稍有不順，就馬上求神拜佛，或是相約三五好友訴苦，我覺得沒有更不順的事了，這就是置死地而後生的心態吧。

生病的時候遇到一個朋友K，她那時狀況很不好，看到了我，總覺找到浮木，可以跟我訴苦。她不停、不停的抱怨，我覺得我快喘不過氣來了，明明一直想要往上爬，卻被她的負能量往下拉，我覺得好累。

談到最後，她完全沒辦法聽我說話，自顧自地說了好久，這樣的日子持續了好一陣子，有一次她終於發現我陷入呆滯狀態，我才說因為現在滿腦子只想著化療結束後要吃什麼大餐慶祝，我真的沒時間煩惱這些。化療告一段落，重新回到生活常軌，我更深刻地感覺到，不管是職場、交友種種困境，對現在的我來說，都是可以解決的，**在一個地方不開心、就離開。可是唯有生病，我沒得選、不能逃，只能選擇面對。**

不知道是太嚴肅還是怎樣，總之她發現得不到情緒共鳴，就去找了另一個朋友。我想，每個人都有這種覺得自己遇到天大困境，沒辦法解決、全世界都對不起自己的悲慘時刻。其實當局者迷，在很久以後回看，你會知道自己絕不是最慘的那一個。相信我，這是每個人都會歷經的黑夜。**在悲傷的同時，世界上有很多人也正在悲傷，偶爾在這樣**

的情緒之中，釋放脆弱的一面，並不會讓你變得軟弱，但是在這當中，我們必須懂得好好沉澱自己，才能繼續面對這個世界。

人就是這樣，磁場好的時候，快樂就會一直來，當負能量湧上，所有不可能的事都會發生。在各種人生出包、負能量籠罩之下，我就是說一說、唸一唸，然後用幽默的口吻揮別，其實情緒來得快去得也快。

眼淚擦乾、不用跟任何人交代，努力往前走就對了！在往前走的同時，這些過往的軟弱，都將成為前進的動力。

損友激情一時，好友細水長流

占人便宜，遲早也要還，
損人不利己之事萬萬不可做，
方可確保友誼長存。

年輕時候交友，就跟熱戀一樣，盲目地去愛。長大後，多了工作往來的朋友，學習社交溝通，這時候真心還是有機會換來真心，特別是在失意的時候。然而工作上的朋友，是真心還是假意往往看得特別清楚，但不管是真心還是虛情假意，那都無妨，因為會留下的終究會留下；會離開的，留也留不住，跟愛情一樣。

人生每個階段都會有每個階段的朋友。真正的知己是淡如水，不用每天熱線，也能隨時聊上。孔子說：「益者三友，損者三友。友直，友諒，友多聞，益矣。友便辟，友善柔，友便佞，損矣。」小時候讀《論語》，倒是沒什麼想法，長大了，真覺得朋友不能只有一種。孔子款的好友有正直、誠信、博學多聞；損友有矯情、假惺惺、出一張嘴。請恕我翻譯成淺白之語，文言文真的太難了，雖然我是中文系，但畢業後就失去這種舞文弄墨的能力。

以前的朋友總是認定一兩個，後來發現，一兩個風險真的很大，稍有不慎，就變成沒朋友，就像投資有賺有賠，交友也是偶有失誤。年紀漸長後發現，生活中多有交集的朋友，大部分是志同道合，**但再怎麼興趣相投，天天膩在一起，也是會有相看兩厭的時候，愛情都會翻臉**

了，更何況是朋友。

我的交友原則就是把握當下，不要只想利用別人。雖然人生很多情誼建立在交換利用之上，但我覺得有一個概念很好：就是**利己、利他，不要只有單方面利用別人，要互利**。這年頭吃虧未必占便宜，但占別人便宜，遲早也要還，損人不利己之事萬萬不可做，方可確保友誼長存。

好友C問我，怎麼拓展交友圈？我說，就是很自然聊天，合則來不合則去。更何況現在社交媒體這麼活絡，臉書好好經營一下，自然會吸引到同好。另外在聚會中要當好咖，也就是孔子大人說的三大法則正直、誠信、博學多聞，這些好咖認證指標，平日就要修練，再白話一點就是，要增加自己的閱歷，並真誠待人。

C還問我，多數人都傾向與自己相近的人交朋友，但你始終維持多樣的交友圈怎麼做到？其實很簡單，誠如文中所說，我參加很多活動，每次活動總會留下一兩個特別好聊、相處沒負擔的，自然情誼就會延續。基本上以誠待人，這年頭不會吃虧，「不跟我當朋友，可是你的損失。」我都這樣想，因為我在朋友圈中可是超有義氣代表。

承認自己的缺點，誠實面對自己，我覺得這是在交往中很重要的要素。在關係裡面，誠實往往不會被討厭，真性情的人往往受到歡迎，因為沒有人想跟矯情的人交往，除非另有所圖。

懂得行銷自己，擦亮個人品牌

這世界不公平的事
每天都在發生，
與其抱怨不如動起來。
如果不會，那就去學；
如果做不好，就修正！

業務力絕對是當代必備生存技能之一。

高中去補習班打工，開始接觸電訪、面訪，平時愛聊天，沒想到那時派上用場，竟然招生業績不錯，也因此跟主管的關係都很好。這是我第一次體認到幫公司賺錢，也是幫自己賺錢！當然好處也多多，像是打電話時，把主管零食櫃的食物吃光光，也不會被罵，我通常都會自首是我吃的，貪吃就是戒不了。

大學有機會在補習班當導師，後來也在補習班任教，並兼任家教。面對這些長官面試、家長面談，我覺得業務力惠我良多，根本不怕跟對方溝通。當氣勢贏一半，機會就來了，也因此生活過得還算不錯，有頗為豐厚的收入。

通常一間公司最重要的命脈也是業務。因為是賺錢的單位，總是特別受寵，這在很多公司都是這樣，雖然我認為要擁有業務力真的不容易，智商、情商都要很高。

我覺得**當一個好業務，不只是銷售看得見的產品，最主要的是把自己推銷出去。你怎麼包裝自己，怎麼告訴對方「我值得信賴」，這就是一種投資。未來的世代，每個人都代表自我品牌，業務力也包括行銷力、敘事能力。**

朋友A是彩妝師，有一天她氣呼呼地說，有個去時裝週打卡拍照的彩妝師B，不斷強調自己作品登上時裝週，因此聲名大噪。不只是A生氣，她說還有一大群人都很不舒服，真正去過時裝週的國際名模也群起撻伐……仔細想想此人的行銷功力了得，把自己一下子就推到最高點，但輸就輸在自己沒有真材實料。

當所有人，包括彩妝師、模特兒都發起批評聲浪，這些多的是比彩妝師Ｂ要有才華的人，他們的揭穿讓Ｂ不堪，但是當Ｂ一開始決定要這麼做的時候，是迎向大眾，而不是鎖定業界，因此對她的損傷很有限。這件事也讓Ａ覺得不能再自嘆懷才不遇，除了平常努力當個彩妝師，現在也正研發屬於自己的產品，學習展現自我、把自己推廣出去。

以前看見沒有能力的人，憑著花言巧語就能步步高升，總不自覺陷於埋怨。但在這些埋怨之中，也有人看見機會，如果有能力，一定可以做得比對方更好的啊。這世界上要抓住別人的缺點太容易，可是只要修正了就好，不是嗎？如果說謊的Ｂ，開始踏實、累積實力，再加上她的行銷、業務能力，一定非同凡響，Ａ則看見了自己還能做得更多。

這世界不公平的事每天都在發生。與其抱怨，不如動起來，別再覺得自己輸給機會，輸給不善表達。如果不會，那就去學；如果做不好，就修正。不完美才是人的本質，是人就會有人的失誤，有人的盲點，如果很幸運周遭有親友願意提醒，那很棒！我們又可以朝更好的自己前進。

越有個人觀點，就越具魅力

只有害怕回答不了問題的人，
才不能容忍別人的想法；
只有極度自卑的人才無法面對，
沒有穿上國王新衣的自己。

「你的想法是什麼？」開始從事編輯工作後，主管很常問，你的想法是什麼？你的提問是什麼？

「你的問題決定了這篇文章的方向。」出社會後第一個主管H影響我甚遠，當我提出問題，他對我說：「你的提問很好，雖然簡單，但這就是讀者想知道的事。」這讓我明白，不一定要糾結在艱澀的問題之上，因為要把簡單的事講清楚，才不簡單。

從事時尚產業的人，**越有個人觀點就越具魅力。在這樣的環境中，越是個性鮮明，越能生存下來。**有些人靠著自身實力，成為人人敬仰的前輩，有些則是向上管理，成為人人敬畏的對象。

一開始在這樣的環境中，對自己沒什麼自信，因為周遭的人都太有自信了，讓我常常想，是不是努力還不夠？每次雜誌拍攝結束，都會直接往誠品跑，看看這個月國內外雜誌，大家都做了些什麼，而我又做了些什麼。

資深的美術總監J，總是不問我準備了多少，而是問我：「你想要呈現什麼樣的畫面？」、「你才是決定全部的關鍵。」他常常在我提出想法後，把我腦中的畫面描繪出來，再告訴我他的想法、他的經驗累積，加上他從不用自己的經歷自誇，讓我從中學習到很多；發現**真正有才華的人，一點都不害怕討論。**

只有害怕回答不了問題的人，才不能容忍別人的想法。朋友J的上司N就是這樣的一個人，沒有辦法接受別人的意見，甚至永遠都在談當年的豐功偉業。還好這年代有google，J總是找出N那些豐功偉業，不過就是依附在所屬媒體上的榮光罷了，如果卸除這些媒體頭銜，N只是N，不是某媒體的誰，在虛幻世界的權力，往往也得耐得住現實世界的考驗。

幸而這年代臉書、IG竄起，內容、流量為王，編輯、記者多數都有自己經營的社群，或大或小，各有觀點。展現實力的展場不再受限職場，有能力的人不管在哪都能成就自己，沒有能力的人就只是萝一場，往往沒辦法面對褪去國王新衣的自己。

成為一個有觀點的人，是在好多年之後。從每一次被詢問「你想要做什麼」、「想聽聽你的想法」到現在，主管仍常常提醒我就把自己的觀點寫出來！經過一次次練習說出心中的想法，漸漸地，我才發覺自己的觀點是會被欣賞的，**每個想法背後都不是偶然，那是很多的學習跟努力所換來。**

不停止學習，讓自己永遠具有新意，我覺得是很重要的事，那會讓自己保持對求知的熱情，也讓自己看起來更年輕，這比什麼保養都要有用；對生命保持熱情，就是青春的關鍵。

享受一個人，不孤單

文字是誠實的，你不需要假裝，書寫那個當下，就是一個可以真正面對自己的時刻。

人都害怕孤單，既想要有人陪伴，但有人陪伴時，有時也未必陪到心裡。活在社群發達的時代，看似熱鬧，實則寂寞。這樣的寂寞，有時能透過聚會轉移注意力，但更多時候，我們要學會面對「一個人」，學習面對孤獨是人生必要的課題，一天中總不會永遠都有人在旁傾聽。於是自我傾聽、自我成長遂成為一件重要的事。

書寫是一個人，畫畫是一個人，唱歌也可以是一個人。一個人能做的活動，你能做到多少？我嘗試過自己去看電影，自己去看舞台劇，當然人的天性是不能完全離群索居的，我只是希望能夠讓自己練習不依賴；畢竟唯有獨立，才能讓自己不陷入孤單之中。

每當心情跌宕的時候，我總是會透過書寫來抒發、丟掉那些壞情緒。我總覺得，**比起人與人之間的對話往往還是得有幾分顧忌，文字是誠實的，你不需要假裝。書寫那個當下，就是一個可以真正面對自己的時刻。**

好友J是獨生女，她總是害怕孤單。她說小時候一個人真的好無聊，長大反而看別人成雙成對，雖然羨慕，但也習慣一個人來去自如。所以想做什麼就做，也沒有什麼羈絆。J後來結婚了，卻總覺得，兩個人在一起，為什麼比一個人還要孤單？她發現，有時候兩人作伴，如果沒有陪到心坎裡，只是更寂寞……明明身邊有人，卻不懂得體貼彼此，但這就是多數婚姻吧！

J後來下班兼職做網拍，還去報名設計課，自己在網路商店當起小老闆，從第二事業中找到樂趣。漸漸地工作讓她忙得沒時間抱怨，她笑說反而更把握兩人在一起的時間，雖然未來會怎樣，她也沒有把握，但至少現在她不是抱怨王，而是小富婆。

我總認為網拍興起，除了是宅經濟，也是寂寞經濟，人孤單無聊就會想買東西，跟賣家聊天也是一種為寂寞解套的方式。我自己也曾在半夜睡不著時詢問賣家自己想買的拍照工具細節，得到解惑後，馬上下單！當下就覺得自己完成了一件事，反而好眠，原來買東西也有這種莫名成就感。購物轉移注意力的效期很短，大概隔天醒來，就蕩然無存，再來就是要收到產品才會覺得驚喜。

這並不是在讚揚購物，而是鼓勵去感受生活。**你會因為做了什麼事而感到快樂嗎？**但這件事必須不會傷害到他人情感。曾聽聞朋友的老婆，因為照顧小孩壓力大，每個月下單好幾萬的教學產品，造成家庭革命，這樣子的行為就不鼓勵了，這種我為你好，我為這個家好而造成的一連串麻煩，太有情緒壓力。

有沒有一件事，你可以一個人做，卻不會感到孤單？如果有，很好；

如果沒有，請開始尋找。我其實蠻推薦動態、靜態活動都要有一個，動態像是運動，跑步就可以一個人，騎單車也可以，靜態則是寫字、畫畫、打坐。

可別小看打坐，這可是許多名人一致推崇的方式。平常訪問名流，很多時候他們的抒壓方式，凡人望塵莫及，畢竟我們沒有那樣雄厚的財力。但是打坐任何人都可以，只要可以靜下心，綜觀這些年的採訪心得，靜坐能調整思緒，也能幫助入眠。

買過很多以孤單為主題的書，有一陣子熱中蒐藏寂寞，看到書名就覺得深得我心。那些年過去，也沒翻開幾頁，但總是在有些失落的時候，會打開某些篇章閱讀，讀完後跟自己說，原來孤單是這樣的啊。這世上的孤單千百種，在特別脆弱時，越是感受深刻，**要每個時刻都堅強實在太難，所以讓我們在生活中學習一個人的相處。平常有練習，寂寞來襲時，就算不能馬上解除警報，但至少能適時拉自己一把。**

CH4

改變——面對不完美的勇氣

我可以不勇敢，
但有面對脆弱的勇氣

承認自己沒那麼勇敢，
其實是一件很誠實、
對自己負責的事。

人生有太多值得脆弱的時刻。社會化與生活，讓人變得膽小，不敢夢想，也不敢冒險。這世界上有很多制約，傳統的束縛，根深柢固。面對內心的自我，有時候要對自己坦白都很困難，多數時候，我們選擇讓自己暫時好過的方式，那就是逃避。

身在職場、人際困境當中，除了宣洩情緒，更多時候是悶著，把情緒擺在心裡，以大局為重。朋友N就是這樣的一個人，她在職場苦幹實幹，升遷加薪好康總輪不到她，反而是老闆有重要任務都會交辦給她，N倒也樂在其中。只是，同事們往往因為眼紅，總是逮到機會就在老闆面前煽風點火，讓她覺得委屈；當委屈慢慢變成眼淚，有一天，她跟我說：「我要離職了，我好痛苦，為什麼我總是幫同事的忙，他們卻一直捅我刀？真的是真心換絕情。」

以前遇到這種朋友客訴職場不公平，總是會先給對方一個拍拍，搭配安慰與傾聽，這是好友基本公式。絕對不要批評對方，不然朋友會翻臉，因為對方就是想發洩一下來抒壓，但現在我除了盡到朋友的責任與義務外，還會給對方建議，一定要試著表達自己的想法。

像是對方總是請你幫忙，你真的想幫忙嗎？還是你的幫忙是有底線的？你的底線有讓對方知道嗎？還是單純的只是我對你好，你以後對我好，這種天真浪漫的一廂情願？老實說，付出是建立在對方都有同理心，如果一方根本沒有心，那做再多都是理所當然，絕對不會被記在感恩簿上。

離職是一種選擇，但關鍵必須在於自己，而不是因為別人。很多時候，面臨人生每個選擇的同時，就是且戰且走，見機行事，也不知道為什麼就走到了今天。但若問我後不後悔，老實說，我也不想再重來一次，就覺得還是得往前走，人生好像沒有特別想抹掉的記憶，因為**抹掉了那個當下，就沒有後來的自己。**

很多時候，我們總是會懷疑自己、覺得害怕：會不會這樣做是錯的，會不會離開舒適圈就會後悔？太多顧忌，使得我們裹足不前，但勇氣往往都是逼出來的，雖然不想面對，或是不願面對，但人生總是要往前走。當承認自己的脆弱、告訴自己擁有不勇敢的權利，反而會從內在孕生出面對生活的勇氣。應該是覺得不用再那麼ㄍㄧㄥ了吧！而能夠平心靜氣、用更澄澈的目光，面對周遭狗屁倒灶的鳥事。所以，我反而覺得脆弱與勇氣是相輔相成的，**承認自己沒那麼勇敢，其實是一件很誠實、對自己負責的事**。這種脫生於脆弱的勇氣，就是一種告訴自己「反正就這樣了，再慘也沒什麼大不了」的堅強。

裹足不前的時候，就問問自己會不會後悔？如果覺得會後悔，就去試一試，人生很短，沒有時間一等再等，有時候，等得久了，連自己都覺得乏了。

出第一本書的時候，也是有想過：「我可以嗎？」直至現在第二本書，我仍問著自己，「我可以嗎？」我反覆問自己，我能不能做到我想要的，我的人生足以感動他人嗎？答案是肯定的，每日粉絲團捎來的信，還有巧遇讀者，迎來他們的熱情擁抱，都給了我許多力量。

不知道為什麼，總是在自己身上看見脆弱、不足，但在別人眼中，我卻是這麼勇敢、堅強。我沒有故作堅強，只是我想問，為什麼我總對自己這麼嚴格？**我沒有一定要勇敢，我只是試著用最真實的感受力，去面對、不逃避生活帶來的種種情緒。**後來才發現，原來這樣還不錯，多了解自己、多愛自己一些，才能夠繼續把人生推著往前。而此時回看過往，那些曾經有過的擔憂、顧忌，好像也沒那麼重要了。

所以，想換工作的、想分手的，只要你夠理解自己，就動身去做吧！

有時候先離開的人才需要更多勇氣，雖然不見得是對的決定，但應該都是當下讓自己好過的選擇。

不完美的完美

每個女人都是愛美的，
但是所謂的美，
並不是毫無缺陷。

想要每件事都順心、每件事都一百分，是不可能的事。每次努力到最後，總會發現，差了那麼一點就完美了……比起完美，不完美好像才是人生常常必須面對的事。

對於乳癌患者來說，常常被認為胸部變得不完美，「你不完美了。」

可是對我來說，現在是美的，完美與否又怎麼會是用病症來定義呢？在一次採訪中，我被編輯逼著回答，胸部對我來說的意義是什麼？我跟她說：「就是胸部，你期待它有什麼樣的意義？」

生病是身體的反撲，不只是胸部的。如果要問一個乳癌患者，胸部的意義是什麼，那針對不同部位的病友，是不是要去問對大腸的想法？去問卵巢的想法？我們之所以對胸部有這麼多期待，想要好奇窺探，是不是在我們成長過程中，已經無形中物化了胸部？

因為你得到乳癌，你就等於失去胸部。我跟她說：「我覺得，我擁有的比失去的還多。」但這似乎無法回答編輯的提問，也許她想要的回答是這樣的，「我失去了完整的胸部，因此我成為一個不完美的女人。」如此灑狗血的回答或許會令她滿意，可是我從來不這樣想。

當然不管我說了什麼，那位編輯都沒聽進去，她只是想得到她要的答案。我想這終究是無解的，直至她有一天開始正視身體，問問自己，如果這些傷痕留在自己身上，她會怎麼去看待？我們沒有辦法去改變別人如何看待自己，可是自己可以決定，我該如何去看待自己。我很愛自己，也很愛我的身體，對我來說，這樣就夠了。

癌友S表示，醫生都說胸部是外在器官不重要，但自己總覺得如果能留一定要留，可是如果醫生強烈建議說要切除，那就只有接受……一開始沒有想要重建，她總笑說，自己本來就沒什麼胸，所以也沒有差很多，只是這樣過了兩三年，接下來要結婚、拍婚紗，想要穿禮服好看，也羨慕別人在海邊穿比基尼不用遮掩，所以她這才考慮重建。但詢問了幾家醫院還有整形診所，高額的費用讓她十分卻步……

S說，胸部真的好貴，我們一直賺錢，結果就花在生病還有重建上。胸部除了能展現身材之外，好像想不到更好的功用。仔細想想自己生病前後如何看待胸部，發現自己在生病治療後反而看開許多，以前選內衣會在意胸型、款式，現在則是讓胸部感覺舒服最重要。多半是無鋼圈內衣得寵，款式也不再浮誇，簡單、舒適已成為目前生活的第一要務。

乳癌是三十歲的禮物，對我來說，我很珍惜這個歷程，它讓我不得不正視自己對身體的需求。**也許在外人看來身體不那麼完美，可是對我**

來說，我很喜歡現在的自己，我認為它是美的，因為它為我而堅強，而努力，去對抗疾病，我跟它是站在一起的。

如果連自己都小看自己，那又有誰能填滿那個不完美的傷呢？不要再讓這些物化的視角，影響我們對身體的看法，影響我們對自己的看法。每個女人都是愛美的，但是**所謂的美，並不是毫無缺陷，而是儘管傷痕累累，我們依然挺著胸、抬著頭，仰著自信，一步一步前進的自己。**

不要以愛之名情緒勒索

有時候，放手不是不愛了，
而是不知道如何去愛。

嫉妒會讓人變得小心眼，會變得愛比較、勢利眼。然而比起嫉妒，我覺得「欣賞」是比較好的人際視角。還記得我有一個朋友E，不服輸的她，在朋友聚會中，只要有人說到自己的豐功偉業，她總能舉出一個朋友誰誰誰更強的例子。

若講不贏別人，E就會說：「你們這些沒在國外工作的人，眼光也太狹隘了吧！」緊接著整個場面被弄得超僵，每個人心裡都不太舒服。事後回想，總覺得那都是自卑所帶來的張揚，這樣的自信不是真的自信，她所說的事蹟都與她無關，彷彿把朋友的功績掛在嘴邊，自己也就高人一等。

透過貶低別人來成就自己，是很多缺乏自信的人擅用的表達手法。她可能沒辦法去正視自己的內心，所以先攻擊別人，她或許也看不見自己的優點，即便受到周遭的人讚賞，也沒辦法真心地收下這些讚美，只因為對自己沒有足夠自信。

久而久之，儘管大家都知道她無心把場面弄僵，但還是無法每次都心平氣和地讓著她，被語言灼傷還得裝沒事，真是太為難人了。於是她的朋友越來越少，甚至還哭著對我說：「那個ＸＸＸ也太糟糕！」、「為什麼那個賤人搶走我的位置？她真的好討厭。」

討厭的事情一再發生，她的人生一再失去。然而不斷的失去，卻讓她越來越害怕，於是她拚命討好別人，可是卻先討厭起自己，因為這並不是發自內心對別人好。有時看著她對我咆哮過後、下一秒又立即示好，我感受到一股巨大情緒襲來，我知道她心裡生病了，可是卻不知道如何才能安慰到她。

多想跟她說，能嘗試看看心理諮商嗎？但又怕她受傷。後來是一個朋友的朋友，私下建議她，這件事由不熟悉的朋友來說，反而讓她把話聽進去，她後來果然尋求各種協助，想要重拾生活正常的節奏。

沒有人喜歡情緒失控的人，包容不是理所當然，那是建立在愛之上，如果愛消磨了，不管是朋友或是家人，都會覺得疲憊。E曾經留言給我：「我每一次吵鬧，他都會讓著我的，可是這一次我鬧說要離婚，他竟然說好。無論我說什麼，要怎麼改變，他好像都不再理我了……」

「我要走了，我要離開了。」好像是放羊的孩子，講久了就變成真的，她內心應該是期待被挽留、被呵護的，然而在此之前，我們都這樣做了，可是到了最後，我們都選擇放手。**有時候，放手不是不愛了，而是不知道如何去愛。**

太多的失去，讓E大受打擊，有段時間她消失在朋友圈，後來出現時，她坦言自己真的去找心理師諮商，言談中雖然還是難改一些情緒上的用語，可是她開始懂得開自己玩笑，讓大家擁抱她的時候，不再被刺傷。我想，她不會再一直失去了，因為至少現在她擁有自己。

以前我總覺得人不大會改變，但生病後，我覺得還是會的。只要人生的刺激夠大，加上決心，人的個性是會改變的。以前的我個性固執，總有些無謂的堅持，人生非黑即白，現在偶爾可以接受一些灰色，我相信人無完人，每個人都在學習，如何把生活過得更屬於自己，也和周遭的人建立更友善的連結。

沒有離不開的委屈，只有被困住的自己

我們要知道，
自由從來都掌握在自己手上，
只是我們肯不肯放過自己而已。

如果我們有想要的東西，應該都會希望能緊緊抓住，不放手吧。越想捉住的東西，最後就越會變成執著，有時候，甚至不知道為了什麼而緊緊抓住不放。

好友R的婚姻亮起紅燈，兩人分居多年，女方一直不肯離婚，寧願耗

著青春，一種你要走，我偏不讓你走，我們一起下地獄的決心。就算男方直言，已經不愛了，她也無所謂，她就要對方同悲同喜，可是她沒想到，這絆住的也是自己的年華。

一轉眼，十年過了，有一天女方說，我們離婚吧。男方欣喜若狂地跟她說，謝謝。原來是女方有了心上人，她也想要自由了，她對他說，原來放手沒有想像中的難過，原本以為非你不可，沒想到別人也還不錯。

好友R笑道，你這麼一說，我倒是想再重新把你追回來了。像這樣互相開玩笑，似乎已經是好多年前的事，也不知道為什麼，愛情就走上了無話可說，只剩下一紙束縛，讓彼此喘不過氣來的盡頭。等到終於懂得放手，兩人才明白**人生沒有「非你不可」這種事，過多的虛耗只是苦了彼此。**

看著他們一路走來的僵持，到後來各自圓滿，在這段關係中，誰都不是壞人，也都不想當壞人，就是最熟悉的陌生人。因此我每次遇到身邊朋友有分手、抉擇難題，都想搖搖他們的肩膀，跟她說醒醒啊。可是通常身在其中的人都醒不來，越來越有溝通經驗後，就會知道，其實朋友多半都是來尋求安慰的，順著說就可以，傾聽大過於批判，重點是朋友過得好最重要。如果要選擇痛苦與快樂並存的愛，那也是一種選擇，如果要選擇只有痛苦，那只能說當作修行，若是要揮手而去，那就趕緊幫忙物色新對象吧。

除了愛情，更常見的就是工作。到底要不要轉換跑道呢？還沒想好，只能伺機而動；想好了，當然就拍拍屁股離開。我認識一個勞碌命的朋友J，她只要老闆鼓勵她一句，就可以毫無顧忌地為公司拚命，甚至拚到沒有自己的私生活也無所謂……後來新同事加入，她發現，新人不用為老闆拚命，薪資、升遷、獎金都比她高，這讓她感到非常不是滋味。

有了比較之後，J發現自己工作不上心，甚至萌生退意，她試探性地問了老闆，是否願意給她升遷機會？或是在薪資上做調整，老闆又用過往的話來安撫（敷衍）她。於是J下定決心提離職，老闆反而一口答應她所有條件。J跟老闆說：「我是說了就做到的人，我不是那些用離開來要求條件的人，如果離開才能換來這些，我以前那些日子真的不值。」

J甩開了人情包袱，在新公司表現優異，很快受到重用。回想那些心思拉鋸的日子，她說：「真的很難熬，付出這麼多，竟然比不上離開來得威力大，但這招別亂用，說久了，就沒意思了。」

我覺得讓她真的離開是因為一次又一次的期待落空，她對這工作的愛已經淡去，就像愛情一樣。如果對方，總是把自己覺得在意的點，當作耳邊風，久了也會累，人總是相信自己值得更好的對待。

在生病過後我越發覺得，人不管在什麼樣的關係裡，愛情、友誼、工作，若這段關係讓你覺得委屈，你可以選擇離開，而不是在那裡糾結、逼死自己也為難他人。這世上不玩的人最大，我不要了，行不行？**人只有被自己困住，我們要知道，自由從來都掌握在自己手上，只是我們肯不肯放過自己而已。**

人生不會只有一種選擇，永遠準備好方案 B

如果這個選擇不如意，
那就執行方案 B，
臨危不亂、隨機應變
才是人生應對之道。

不管是什麼樣的人生指南，總會告訴你，應該做好短期、中期、長期規畫。但沒有計畫是不會改變的，當然可以勇往直前，但前行的同時也要思考，若這樣行不通，是不是可以執行B方案。

我自己就是很好的例子。二〇一六年本來是打算書寫飲食相關書籍，結果轉個彎變成抗癌，人生是不是很鬧？就是這麼鬧。當然在轉念的時候，難免也會覺得，這真的是從來沒想過的事。雖然說一直在寫作課進修，幻想自己有天可以當一個作家，但心中卻不曾想過，我會成為一個勵志作家。

其實在書寫的同時，有很多心裡的檻，得跨過去。好朋友C說：「這樣沒什麼不好啊，誰人生中沒看過勵志書？那些年看的勵志書，給當時的我很大的鼓舞。」經她提醒，我才想到，對耶，那些年難過的日子，或是需要鼓舞時，也總會進到書店，選一本觸動自己的書，為自己打氣。

這一本書是生活紀錄，記錄往前走的我。老實說，下一本會寫什麼，我也不知道，但就是做好準備，不管有發生什麼事都能在當下做選擇。直至現在，我們每天都得面臨很多選擇，每個選擇成就了今天的我們，如果搭乘時光機回到過去，最想回到哪個時候，改變人生？我想，**我回到過去，應該不會想改變人生，但我想跟那時候的自己說：**

「勇敢一點，別裹足不前。」

以前的我常常有選擇困難，很害怕做決定。始終沒辦法去決定這個選擇好、還是那個適合我，總是讓生活陷入兩難，或是一團亂。像是要學英文還是學畫畫，兩個都學卻都學不好，因此便沒花太多心思在上頭；在愛情上到底是選這個對象好，還是那個對象好，結果可能也都沒有很愛，這時候也許需要方案C來幫忙。

通常每件事都想做好，往往無法盡善盡美，這場大病讓我大徹大悟，起身去做就對了！**如果這個選擇不如意，那就執行方案B，方案B不行，就再往後想，臨危不亂，隨機應變才是人生應對之道。**

當自己變得強大，有想法、有思辨能力，對選擇也會越來越有感觸。從小總是聽別人的意見，或是長輩的想法做選擇，年紀漸長，會越來越有自己的意見。我覺得越早做主，越能鍛鍊自己的個性獨立，因此國中就開始很有想法，一路也沒人擋過，我就是想要做什麼就去做，如果不行就轉個彎找別的方法。

後來在大學的課程中才知道「方案B」這個關鍵字，原來這樣的行為叫做有備案，主動出擊讓自己擁有選擇權，而不是被選擇。而當一個擁有決定權的人，這何其容易？小時候，思考的是我不要什麼，去篩選我要的是什麼，現在則是我要什麼，哪一個選擇是我要的，相對明確，也更有力量。

與其對人卑躬屈膝，不如回頭討好自己

人，真的沒辦法討好每一個人，
如果能讓每一個人都喜歡自己，
那多少一定有讓心委屈的地方。

討好，是一種生存法則。如果說小時候討好別人是因為不想要被討厭，那麼長大的討好，則是害怕自己成為討厭鬼。沒有人想當團體中惹人厭的角色，但這年頭也不盛行乖乖牌，反而個性當道，越是有個性越讓人欣賞。

雖然我念的是口語傳播，但擅長的卻是文字溝通。笑臉迎人常常讓人感受不到脾氣，即便已經怒火沖天，臉上的笑容還是會讓對方覺得可以繼續挑戰我的底線，所以常常誤解就從這裡開始產生，也讓我吃了許多虧。

以前我總習慣埋頭生悶氣，現在可不能忍，因為忍久會成疾！

我覺得身體的病沒辦法預知，但心上的創傷一定是累積而成。因此我相信，要保持心理健康，一定不能怕被討厭，甚至得罪人。當然若不是天生白目，通常心思細膩之人，一定能感受到對方的不開心，但試問，若真遇到一個白目，不知道你已經生氣，還猛踩著你的點，豈不是讓自己氣炸。

每每看到朋友、自身陷於這樣的僵局，總是會覺得，還是得用自己的方式跟對方說明，希望對方能明白自己的心情。但這過程之間，往往換來不被諒解，甚至產生衝突……到了後來，我除了向對方表明情緒之外，自己也反省，為什麼自己已經在生氣，對方卻絲毫無法覺察呢？是對方太粗線條，還是我的表達不夠強烈、堅定？

求救律師好友C，我問他，該如何才能明確表達自己。一開始他還以為我惹事了，問我是不是簽了什麼合約？後來跟他說，我在反省，為什麼沒有好好表達，讓小事變成大事，彼此不歡而散，雖然這件事不是我的失誤，但若我能直接表達：「我不喜歡這樣」，也許會好一點？或者也不會。

但身為一個摩羯座，熱愛檢討自己的人，總是習慣先反省自己，C笑說：「笑臉人就是天生比較吃虧。」因為再怎麼生氣都彷彿帶著笑意，我的天，我有聽過一種是天生臭臉人，就算是笑，也被當成臭臉，這種人在社交上很吃虧，卻比較少人敢惹他們生氣，因為他們看起來已經一肚子火。

笑臉人也是有這種苦惱，情緒表達容易被誤解。C也傳授了一些律師職場上的溝通祕訣。他說，**如果談話感到不舒服的時候，可以先沉住氣，然後癟嘴，這樣看起來就失去了笑意，接著停頓幾秒、不要勉強自己一定得有和善的表情，眼神堅定、語氣沉穩，讓對方明白自己嚴肅看待著目前的狀況，並非在開玩笑、也不想再忍耐了，再進一步陳述自己的感受。**我真的是含著眼淚把他這段話牢牢記住。

在那個情緒表達還沒辦法被對方理解的時候，雖然顧全大局完成任務，但心中還是覺得難過，這種難過除了因為對方沒有同理心、刺傷自己之外，最難過的其實是自己有口難言，勉強著去完成一件並不認同的事，對自己的厭惡，其實大過於討厭對方。

所以這都是因為討厭自己，才發脾氣的啊！明白了這層道理，我再也不想討厭自己了。在確診罹患乳癌的當晚，我這樣跟自己說。好友C表示，他能理解這樣的情緒。有時候想想，人生路上有這麼多好友相伴，我其實一點都不孤單，不論面對疾病還是人生困境，總能找到一個出口，不管我做的是對或是錯，我想是無愧於心，無愧於自己，那也就夠了。

現在我終於學會，如何不用微笑包裝尷尬，向對方坦露自己的情緒。無論對方是否接受，我都有表達的自由，當然我也會想一想，如何可以更好，下一次才可以避免這樣的狀況。現在遇到不開心，就會直接說，說完就沒事，也不放心上，重點是心能不能過得去。**人，真的沒辦法討好每一個人，如果能讓每一個人都喜歡自己，那多少一定有讓心委屈的地方。**

接下來我想，我需要鍛鍊的就是相信自己，不再讓心受委屈，最重要的也最直接的就是問問自己，**我現在過得好不好？我喜歡自己現在的樣子嗎？**自己想要的最終只有自己明白，然而要成為什麼樣的自己，也得付出努力才行。

一路跌跌撞撞
才學會勇敢向前

經歷過跌倒的疼，
就能用比較不疼的方式倒下。
拍一拍身上的灰塵、
再輕呼傷口，
還是能夠繼續往前。

日常會消磨人的意志，讓人變得脆弱，因此得常常練習表達自己，提醒自己不要害怕做決定，不要害怕面對恐懼。

為什麼日常讓人變得膽小？所以當有人高喊跳出舒適圈的時候，讓很多人頻頻點頭，但仍很少人跟著跳。首先跳出舒適圈，這件事必須要想好，如果真是舒適圈何必跳，好好地走出來，同時拓展另一條路就好，某種程度上來說，舒適圈只是習慣了，習慣而安於現狀。

生而為人，我們渴望成長、蛻變，到達下一個人生需求層次，因此沒有前進會讓人害怕，害怕自己永遠到不了下一步，害怕自己的人生就止步於此，害怕有一天被裁員、被放棄。

幾次換工作的經驗，讓我明白，負氣逃走絕對不是上上策，**找工作跟談戀愛一樣，除了來電，還得相處，離開若只是賭氣，還沒準備好接受下一段關係，就像慘烈的戀愛，最終也是跌跌撞撞、頭破血流。**

身在時尚圈工作很幸福，也很殘酷。以前要擠入窄門真的是要非常努力，還要一點運氣。後來才知道，因應網路世代，有創意的人反而能引起注目。美容編輯K轉換跑道，一開始她很忐忑，害怕沒辦法勝任下一個工作，在幾經考慮後，還是決定轉職，談了一個好職稱、好薪水，雖然工作內容和媒體工作截然不同，但她用編輯的美感、文采和機智反應，贏得公司同仁的敬重。不只現任公司讚譽有加，認識她的人也都覺得她比過往更加耀眼。

問起K怎麼做到？她說，其實自己沒有什麼信心，可是已經離開最愛的工作，沒辦法回頭，只好用盡全力拚搏。她說，得到肯定她真的很開心，她從沒想過自己可以做跟編輯不一樣的工作；然而一樣轉職的R編，就沒有那麼順遂了，她的工作換了又換，後來甚至與大家斷了聯繫……

每一種人生際遇都很難說，但不論面對困境或是逆境，相信自己可以做到的，往往可以做得比預期好很多。**這一路跌跌撞撞，每次跌倒再爬起來，知道跌倒的疼，也會盡量避開，或是用比較不疼的方式倒下，當然有時冷不妨被暗劍所傷，難免跌得慘兮兮，拍一拍身上的灰塵，再輕呼傷口，還是能夠繼續往前。**我始終相信，時間總有辦法讓傷口癒合，疤痕只是過程。

每一次生活覺得沮喪、無力的時候，別問為什麼沮喪？試想人都會有突然而來的低潮，那種時候很難解釋為什麼，也許一道冷風吹過，就正好想起某個傷心事。每當面對這種無以名狀的憂傷時，我總會讀著自己的抗癌日記，看著當時的照片，想想那時候的我、不斷提醒自己，曾經那麼地無所畏懼。

CH5

美——是一種自我實現，人生需求的最高境界

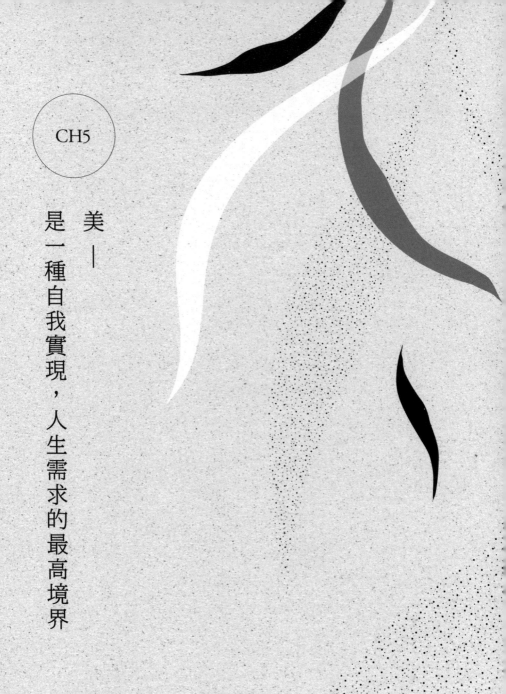

像我這樣的女人就是愛美而已

身而為人，
我們都需要被肯定與讚美，
既然我們如此需要，
為何要吝於給別人鼓勵呢？

每一次採訪時，只要詢問女明星或是成功女性對美麗的定義，大概有一半的回答都是「自信」。她們看上去似乎無所畏懼，非常明白自己要的是什麼。

印象最深刻的是一個女星A說：「剛出道的時候懵懵懂懂，別人要你做什麼就去做，也不確定自己喜歡的是什麼，就是一路往前衝就對了。無論妝容、服裝，別人提供給你什麼，就全盤接受。」在這段歷程裡，模樣有時候連自己都不認得，可是嘗試不同自己的過程是有趣的；會更深一層發現，什麼是自己不喜歡的樣子，漸漸從排除自己的「不喜歡」之後，去明白，噢，原來我喜歡的是這種模樣。

也曾遇到回答問題很簡潔的女星B。問她平常怎麼保養的，她總說她沒在保養，隨興做自己。「出門就出門，也不會特別在意美不美。」她的回答其實就是一般人的保養方式，沒有什麼不對，只是她說不出些什麼具體內容。而這篇採訪，我要寫一整篇她的美麗心法，當然基於專業，最後還是用一些文字包裝，去幫她營造出一個率性美麗女子的形象。

從旁觀角度來看，漸漸能明白，為什麼有人能回答出對美麗的看法，有人不能。因為有些人還在想，美麗對自己的定義究竟是什麼？她沒辦法立即給答案，有的歷經滄桑，她隨時可以侃侃而談，她認為的美是什麼樣子。相對來說，越有年紀的女人，在這方面，說得越是令人動容。

年輕的美是長在臉上的，她就是這麼美，看得你目眩神迷，就算女生也會為這樣的美麗而傾倒。年長的美麗是長在心上的，她的一舉一動，從內而外散發的自信，會讓你崇拜，不管是哪一種女人，**我希望我在年輕時，能擁有年輕的美麗，年長時能擁有年長的魅力。**

我就是這樣的一個女人，對美很執著，把自己打理好，覺得這是一種基本禮儀，也讓自己更具專業。當然我也不是一開始就知道，我屬於哪一種美，我甚至也不覺得我美，我只是對自己很有信心。

生病後，每個人看到照片都說我看起來好美，聽久了好像就變成真的，我跟我媽說，我好像變美的，媽媽說：「廢話，我生的。」我馬上回：「你之前可不是這樣說的，你之前都嫌東嫌西……」久而久之，我希望自己以後都可以多專注在美的部分。

多數時候，看見別人的缺點，甚至是看見親人的缺點很容易。可是卻忽略了，**身而為人，我們都需要被肯定與讚美，既然我們如此需要，為何要吝於給別人鼓勵呢？**讚美是雙向的，雖然我很常教育周遭的人要時常誇獎我，但還是成效有限。像我這樣一個女人就是愛美而已，如果你讚美我，我就會給出更多讚美。

誠實面對自己，才能感受生命的苦與樂

人生在世誰能不苦，
就算要騙自己，
騙得了一時，
也騙不了一世。

誠實面對自己，真的很不容易。騙自己好像相對容易，跟自己說，這樣也許會好過些……但如果真的始終不去正視、思考問題，其實不是「騙」，而是「逃避」。

越是害怕越想逃。就像是看病，很多人都不願意面對，要是真豁達也就罷了，很多都是不去醫院，轉身去尋找偏方。但這些人又說不得，因為踩到信仰，就像戳破氣球，會爆開，最後信仰只能集結出一群，擁有共同目標的人。

還記得有個朋友跟我說：「你要是早聽我話，來師父這修行，就不會生病了，你現在生病了，不能來，得五年後，確定康復了才能來。」真的是各大門派都不同，有人忙著招患病者，有的只要健康之人。

某日午後，跟癌友V聊到，為什麼看起來好好的，就要被認為好好的？不能談生病，只因為看起來好好的，我們也是會焦慮，為什麼不能說呢？老實說，現在每次回診，或是要檢查，那幾天心情都很緊繃，像是前陣子聽到同業表示，癌友就是玻璃心，瞬間也是有點生氣，如果可以健康，誰想生病？如果沒有同理心，那還要談什麼？

本來想說沉默以對就算了。但生病後我不該沉默，若是繼續沉默下去，把壓力累積在心頭，我就真的沉沒了。所以我花了一個早上寫信給對方，還有對方的主管，文情並茂表達立場，雖然獲得對方正式致歉，但也讓人覺得，如果一個專業的採訪者都會失誤，那一般人，豈不更是容易？當然，這樣的事在生活中層出不窮，要每一個人都理解，是不可能的，可是我們更應該勇於表達感受、立場，不能讓悲傷留在心裡。

我覺得，生病的觀察期就像是保固期，在保固期內享有醫療資源，還有醫療上的優惠，我們要盡量去調整自己，讓自己心靈平和，不要愛生氣。

當然自己有不對的地方，也該在當下誠實面對。**相較於以前容易逃避，現在比較喜歡直球回應，雖然有時候球反彈回來打到自己也是會疼，可是總比東拖西拖，一件事拐很多彎要好上許多。**

誠實面對自己，才能往下走。逃避的路，是繞遠路，要多走上一段時間。人最後還是得誠實，誠實才能不畏懼，才能撐過不論是身體或是心裡的苦。誠實的面對情緒，想哭就哭、想罵就罵，情緒走了，再繼續往前，日子一天一天的來，總是要過得了心裡這關，才能不被羈絆。

人生在世誰能不苦，就算要騙自己，騙得了一時，也騙不了一世。

外在的美麗，
膚淺但也很真實

學會化妝，
可以在想要打扮的時候打扮，
只是多一種能力，
決定自己可以變成什麼樣子。

有人對外在美不屑一顧，可是我對外在的美，很有感受，從不會打扮到知道該怎麼打扮出自己喜歡的樣子，真的是一條漫漫長路。

青春的美就是嚮往變成那些俗世覺得美的樣子。也許就是那種大家都稱讚「好美」的對象，會忍不住多看幾眼，也想跟她們一樣擅於化妝。

記得讀書時班上有位愛化妝的同學，那時候問她化妝祕訣，也問不出個所以然。

大學暑假補習成人英文，同班同學是新娘祕書，就教我化妝，記得她教我的是大濃妝，因此那些學習的日子，我天天都把白天過成黑夜，化得好像要去跑趴。但其實也就是需要練習，真為當時的精神可嘉讚賞，現在回看就覺得有點好笑，當時不懂青春的美，是不加矯飾最美的時刻，哪需要這麼多胭脂，青春正甜，怎麼都美。

把不屬於自己的彩妝拿掉，換上適合自己的，也就是淡妝，最能展現自我。那也是在好久以後才明白，原來不用跟別人一樣，更能展現屬於自己的美麗。

再加上誤打誤撞當上美容編輯，每天跟美容產品為伍，接受美容新知，再怎麼大剌剌，也都變成美妝達人。但有一件事很有趣，就是每當我在家進行美容儀式，像是保養、上妝，再怎麼沒時間，那些步驟是絕不會省的，但妹妹總是不把我的話當一回事，我時常唸著她，要保養，年近三十，該用眼霜了！身為姊姊卻屢屢被拒於門外，真的非常沮喪，但有時貼文章給她看，她又覺得好像被點醒，開始知道要注意保養。

一開始當美容編輯，對周遭的朋友也都會很熱情地給予上妝建議。其實不是覺得對方不美，而是認為再加上這個就美極了，後來覺得自己一頭熱好像也是有點尷尬，就收斂了些。但接著又漸漸發現，親朋好友在遇到美容問題，總會私下問，這個好用嗎？能幫我選色嗎？能推薦美容牌子嗎？其實對保養來說，絕對不要買來路不明的品牌，因為每次採訪產品出事，大牌子總能找到人，消費者權益相對有保障，一些沒聽過的品牌，接到記者詢問電話，不是掛電話，就是找不到窗口，甚至過些時日，雲淡風輕，又繼續賣。

更有來路不明的通路，也是萬萬不可買！假貨很多，試想，怎麼會有價錢賣得比週年慶還便宜？下殺折扣比品牌員工價還低，這都是有違常理的。衡量自己的預算，在預算內買到最適合自己的產品才重要。

我出席什麼樣的場合，就會想一下要穿什麼樣的服飾並搭配簡單妝容，這些讓我在很多時候，展現出專業度，甚至是表現出自己很重視這個場合；當然，笑臉迎人也是我的強項，生來就是愛笑。

也許有些人覺得美麗不需要用化妝、打扮來證明，可是透過彩妝看見自己不同的樣子，其實很有趣。不一定要天天濃妝，可是學會化妝，可以在想要打扮的時候打扮，只是多一種能力，決定自己可以變成什麼樣子。

多數時候，我們都有一個喜歡的既定樣子，就像我一樣，不喜歡改變，可是**面對改變，我選擇去感受那個過程**。有時候嘗試了，才知道是不是真的不喜歡，讓自己更確信自己的想法。

把自己當績優股投資就對了！

她鬆垮的肌膚藏不住年紀，
可是卻十分明亮。
頓時忽然覺得，某種程度上，
年輕的我，
在旁邊卻相形失色……

如果說外在美是第一印象，那內在就是第二印象了。透過彩妝，我漸漸知道，自己適合什麼妝、不適合什麼色彩，彩妝不只能修飾輪廓，還能幫助自己看見不同的樣子，當時還半信半疑，經歷過這些年美容編輯的鍛鍊，我真心覺得那些美麗的女人，真的都很認真在變美。

這裡說的美不只是外在，還包括內在。時尚圈的女人都願意去學習，各式各樣形形色色的女人，都會找到屬於她們的美麗。最讓我佩服的一點就是，她們都很有自信，你覺得天啊，怎麼會有這種黃色搭配橘色什麼亮色系都掛在身上的穿搭，但她們穿起來就是這麼對眼。

年紀輕的時候，仗勢著膠原蛋白膨潤，每天十分鐘咻咻咻就出門，現在美容知識學得越多，越覺得忙裡要偷閒來保養，甚至把握每天上妝時間練習不會的畫法，不再侷限自己。總覺得要多嘗試，多花時間練習。

開始練習之後，在生活中也會細心觀察，這些年過四十歲仍看起來像二十八歲的職場前輩，如何保持美麗。我發現她們很有自制力，想要做一件事就下定決心去做，而且她們很努力，一旦決定要動起來，那種毅力，完全就是選手級。我前主管愛上溜冰，還溜出業餘組冠軍的成績，你說，這容易嗎？每次看見她的美貌，我總是自嘆不如，這種對美的毅力，還有對自己的要求，都讓人打從心中佩服。

若說化妝一下子就可以展現不同的自己，那麼內在就是一輩子的事，要準備的時間更長，不是幾個小時就能變出來的魔法，需要每天的累積，還要有一顆良善的心。人家都說相由心生，這句話是真的，再加上說話，有時候不是要知道對方說話深度，而是透過談話就能知道是不是一個能說得上話的人，再加上相處，就能明白能不能繼續交往。

有氣質的人，真的會讓人移不開目光。記得上畫畫課時，有個媽媽C，她臉上帶著深深的紋路，每當我問她有沒有在保養的時候，她總會說：「沒有，簡單就好。」簡單在她身上留下皺紋，可是她每次說話總帶著誠摯的笑意。喜歡看書的她，隨身都會帶本書，記得上課時間久了，一起聊天，她跟我說，其實她離了婚，有一個小孩，以前家裡開公司，什麼都不用想，失婚後，開始得要面對很多生活上的難處，才真正迷上閱讀、畫畫，因為這樣可以讓她抽離情緒。

有一次我忍不住讚嘆她的美。她笑說：「我曾經在生活中迷失自己，甚至情緒失控，那時候把周遭的親友都嚇跑了，連孩子也都害怕我……」她一直哭、一直鬧，可是生活就是回不到原點。但有一天不知道為什麼就醒了，想起以前愛讀書的自己，就去買書來看，看久了心情平靜，漸漸能面對當下的困境。我問她，為什麼跟我說這麼多？其實我有點嚇到，故事有點太深層了。

她笑著回答：「反正你也不認識我的朋友，加上這種課程學生都來來去去，往後也不太會聯繫，有時候，跟別人說說自己的故事挺好，特別覺得自己過得還不錯。」她只是想要跟我多說說話，如此簡單而已。

還有一次是在日本傳統澡堂。記得那時候是冬天，年輕女人跟年長女人都赤裸著，在熱氣中，每個人都帶點朦朧美。但年輕的女人不知為什麼，總是看起來較為急躁，甚至倉促的離開。但年邁的女性就不大一樣，那次我遇到一個上了年紀的女人，拿出她的化妝包，耐心、悠緩地洗臉卸妝，還一邊按摩。她的動作很慢、很溫柔，像是捧著肌膚般，我那時候反觀自己，覺得自己對待肌膚、身體都不夠莊重。

她鬆垮的肌膚藏不住年紀，可是卻十分明亮、飽富光澤。頓時忽然覺得，某種程度上，相對年輕的我，在旁邊相形失色。那是我第一次看著別人保養，那樣的神情閃閃發光，就連皺紋的縫隙，夾著水珠，都很耀眼。

看著周遭的女人，我真的覺得美是一輩子的事，多想要成為那道閃閃發光的皺紋，那是善待自己的痕跡，每個女人都是績優股，每天對自己的投資，不論是內在或是外在，終有一天會散發著屬於自己的光芒。

說走就走，人生沒有這麼多時間等待

旅行不是帶一堆東西回家，
而是學著把自己帶回家。

旅行的意義就是修練視覺美感，還有找自己的過程，看看自己有沒有闖蕩世界的勇氣，有沒有與他人共處的本事。別以為一個人很難；兩個人、三個人才難。

一起出遊才知道，啊，原來每個人都有吹毛求疵的地方。我算是蠻常跟朋友出遊。因為好客的關係，只要有人約，就會說一起走啊！但每每出走才知道每個人的問題在哪，隨和的人，吵吵架、笑一笑，也就繼續旅行。迷糊的人，脫隊走丟，再找回來，就像重新撿到，也是好好珍惜，繼續創造旅行。

最怕就是不服輸、不認錯的那一種，這種朋友也有遇到過。朋友S愛發脾氣、鬧彆扭，總覺得大家要繼續哄著她，最後她撂下狠話：「我不要一起行動了，我要自己去玩！」全場靜默，沒有人挽留，於是她只能黯然離開。

其實不是沒有挽留過，只是她太好強，不願修正在旅行中遇到的問題。這跟人與人之間的關係一樣，沒有人可以百分百做自己，一個人的時候才可以這麼任性，兩個人、三個人就是團體，有些事總需要妥協。像是出發時間，如果都不同調，那旅程要怎麼開始？如果有所堅持就自己走，那種你不怎樣、我就怎樣的威脅，就是情緒勒索。然而情緒勒索只對有愛的人才有用，這樣來來回回，都消磨了耐性，也折損了友誼。**你不知道如何安慰她，因為在此之前，得先安慰自己。**

養成旅行的習慣是從大學時代，那時候開始打工，自己賺錢，立下了每年的旅行目標，就是要去一個不一樣的地方，多認識世界。一開始，當然在旅途中迷失，瘋狂購物，把每年打工的錢都花盡，後來漸漸知道，**旅行不是帶一堆東西回家，而是學著把自己帶回家。**

出門在外，總是有比較多的時間能跟自己獨處，在那段時間我們得以專注地對待自己。一開始不懂得，周遭的風景都是一種收穫，這是要隨著長大才能漸漸看懂的風景。年紀越大就越走越慢，除了體力撐不住，還有也會覺得，就算在路邊發呆，看看街景，就很滿足了。

年輕時總以為，能一網打盡人生必去十大景點，這種不踏實的承諾，年紀漸長才知道，**人生沒有必去，只有想不想去，能去的地方就成了回憶，到不了的地方成為遺憾，或是下一次造訪的理由。**

既然都要花錢，就花在旅行上吧，可以看看世界，又能長知識，說走就走，想去的地方，無論如何都要試著去。癌症治療前去了土耳其，療程後去了日本、韓國、澳洲、紐約，下一個最想去的地方就是看極光，想去冰島玩。

還有很多地方想去，為了自己，我得好好過日子，說走就走是一種對人生的豁達，誰也沒法預知下一次會是什麼時候？**人生不要總是用來等待，有些時候，要緊緊抓住現在那種衝動，就是現在、立刻馬上想要去做的事，哪有什麼理由等待？**辦法是人想的，機會是自己爭取的，沒努力過，別說不可能。

寫下生命的目標並且實踐它

長江後浪推前浪，
推不倒的浪就是好浪，
能在大風大浪中生存下來，
必定都有其長處。

以前的夢想是當作家，去年完成目標，下一步的目標是當創業家，但這好像不是未來式，而是現在進行式。

你想像中的創業家，是什麼樣子？過去我們總認為，創業就是要像某某企業家一樣，有個厲害的產品，加上一個顯赫的戰績，其實現在的你我，都必須要是個創業家，因為我們每個人都有自己的品牌。「我」就是品牌的概念，也讓自媒體興起，百家爭鳴。

多年前，網路剛興起，平面媒體地位仍優於網路，甚至不管平面、網路媒體地位都大於網路部落客。現在他們有了更新的名字：網紅、網美、KOL……有些從部落格時代媳婦熬成婆，終於成名；有些後起之輩不斷竄出，**長江後浪推前浪，推不倒的浪就是好浪，能在大風大浪中生存下來，必定都有其長處。**

從平面媒體的黃金時代末段班進入媒體圈，到網路大鳴大放，其實我們很早就接觸了所謂的網紅、網美，只是當時的我們覺得這是次文化、非主流。然而一轉眼，地位大逆轉，網路顛覆了整個社群，讓媒體無所適從。直至今日，每個人都戰戰兢兢，臉書興起用臉書，ＩＧ大興用ＩＧ，下一個興起的是什麼？不管下一個是什麼，我們都要做好準備。

未來的世代每個人都要具備應變力，除了有一技之長之外，還得伺機而動，你讓自己的名字，成為什麼樣的印象？那就是品牌的概念。過去面試官總說來段自我介紹，現在則流行直接google對方的名字，看看有沒有經營社群或是粉絲團？這都被視為是否能與世代溝通的關鍵。

如果擦亮了自己名字的招牌，很多好運都會隨之而來，首先你會越來越肯定自己，其次周遭的人都會聯合起來幫助你，就像是蝴蝶效應一樣，能量會不斷往外擴散。過去，我常聽見友人自怨自艾，怨嘆自己生不逢時。但我總認為，這是最壞的時代，也是最好的時代，知識只要上網就有，學習的成本降低，也間接讓貧富差距，得以因學習有了縮小的可能。

再來最常聽到的抱怨就是羨慕人生勝利組。我覺得其實不必羨慕富二代，因為他們比任何人都焦慮，古人常說，「富不過三代」這是有道理的，因為前一代表現太好，世代傳承的壓力也不比一般人少，而心靈的富有更是金錢難買。

至今為止，我都覺得我是富有的人。我很少說「我很窮」這種沮喪的話，我認為富有不只是取決於財富，那也包含了心靈的富足。甚至可以從各方面來說，也許在資產上，稱不上富，還過得去，但在心靈上，我擁有滿滿的愛，還有很多朋友支持，不管我做什麼，大家都無條件為我打氣。

記得後來認識很多病友，大家都會列出自己的生命清單給我看，有一個現在創業成功的女子K，她列出自己的人生清單，生兒育女、工作資歷等都一一達成，我們相遇的時候，她剛開始創業，現在已經在海外拓點。她說：「生病之後，才知道原來要使用很多東西，都必須在意成分、製作過程。」也因此她從自己的需求開始，去上課進修做手工皂，她笑說，不只她傻，她老闆也傻，傻傻的投資她，讓她有機會試一試。「以前工作都是拿別人的錢來嘗試，現在拿自己的錢，還有別人的錢，就覺得很有責任，最重要的是相信自己在做對的事，不停的去推廣。」

當時創立粉絲團「oopsWu」，其實是以吳氏姊妹作為發想，我跟妹妹在咖啡廳經營網拍，一開始想透過社群傳遞訊息，但後來疏於經營，直至生病才找到書寫的重心，讓這個粉絲團蛻生出另一種風景。只能說，**人生沒有絕對的好與壞，一切都看自己怎麼想。**現在我認為，「oopsWu」不再只是代表我跟妹妹，也代表我們，是我們讓這個品牌被看見，未來我也會好好認真、真誠地分享生活，畢竟我周遭的每一個人，都比我還希望我能活得踏實、充滿力量。

老實說，有時候仍會感到沮喪、沒信心，也覺得安於現狀很好，但看著每個人為我付出、不求回報，總覺得自己還能多做些什麼。於是我不斷跟自己說，我一定要帶著信心前進，雖然不確定會走到哪，但我會試一試。而那些嘲笑我的人就把他們拋在腦後吧！因為只要有一個人相信著，我就能繼續往前走。

是生命情書，
也是給自己的遺書

有一天我要是真的墜落了，
沒有人把我的心裡話
跟爸爸、媽媽說，
該怎麼辦呢？

我一直在想這本書的最後該怎麼結束。我想說的是，這一年我一直想寫一封遺書給自己。完成療程後出國旅行，發現以前上飛機總是能睡得非常安穩，然而病後的那幾次飛行，卻不斷在機上做夢，夢見墜落，夢見毀滅。

那也許是心裡深層的恐懼。然而面對充滿未知、瘋狂的世界，因病而亡是可以準備的，但因故而亡卻沒有時間好好告別。如果可以，我希望對自己坦誠一次，留下我的自白，給我愛的人；至於不愛的，也沒必要浪費時間在最後寫字給他們。

首先我想對我的爸爸、媽媽說：「辛苦了。」雖然我擅長文字，但卻不太常寫信給他們，主要是從以前就是沒大沒小的長大，爸媽讀的書不多，也不太會看字，很小的時候我就學會自己做決定，後來也學會模仿他們簽名，很多時候聯絡簿的名字都是自己簽的。

爸爸、媽媽不太會干涉我的決定，在勞工家庭中成長，雖然不富裕，但爸媽辛勤工作，讓我無後顧之憂地念完書，不用為家計所苦，一家五口每天吵吵鬧鬧也成了習慣。

記得小時候班上很吵鬧，有一次老師轉頭就責怪我太吵，平常我雖然很愛講話，但那次真的不是我，而是老師的小孩在鬧……後來我逐漸明白，在人生很多階段，有時候沒做什麼仍會被貼上標籤，甚至去應徵國立某大圖書館的工讀生，面試我的人也說：「爸媽沒念什麼書，你能念到研究所不容易。」

好奇怪，我念書跟我爸媽有什麼關係？後來才知道，找工作時，人生履歷與家庭欄位就是一種社會認可。一開始會覺得很揪心，我又沒做錯什麼，為什麼要被這樣對待？後來，我都會用眼神反擊回去，不然是要怎樣？為什麼對別人的人生有這麼多的好奇？我很以我的爸爸、媽媽為榮，他們總是很認真的工作，幾乎全年無休的把我們養大，我這麼愛工作、不得閒，也是一種遺傳吧。

每當看著爸爸的手被水泥咬過的痕跡，傷口很深，有時候還流著血，他就用繃帶把傷口纏住，每天早上不到六點就出門，傍晚六點回家，一天十二小時的高工時。而媽媽也是日夜無休的縫紉，他們從年輕到現在，都變成師傅了，爸爸雖然老了，但他說工作是他的興趣，所以還是堅持每天出門上工。媽媽也是，眼睛受傷了，沒辦法天天縫紉，仍堅持去夜間補校上課，因為沒有念書是她的遺憾，但她總是捨不得開燈，倚著日光、拿著我丟棄的廢紙，撿起來練字。

有時候我覺得自己的揮霍，只是不想過得這麼拮据。長大後漸漸明白爸媽的辛苦，生病了更對他們抱歉，小時候總覺得以後要照顧爸媽，結果長大了還是爸媽費神照顧我。媽媽說：「你們以後要孝順。」我現在偶爾會開玩笑說：「我可能比較需要被照顧。」

癌症是沒有原因的病，找不到一個百分百的病因，治療可以治癒身體，可是這不是終生保固，就像人生偶有意外一樣。因此在生病後，想寫一封信給家人的心情變得很強烈，總覺得有一天我要是真的墜落了，沒有人把我的心裡話跟爸爸、媽媽說，該怎麼辦呢？

他們是不會看書的，只知道書的封面是我，也不太明白我在做什麼，只知道我常常很忙。每天在電腦前寫稿的時候，媽媽叫我吃飯我都會感到不耐煩，甚至生氣。因為快逼近截稿死線，更不能分心，但媽媽都誤以為我是在玩電腦，「不要再玩電腦了，快來吃飯。」我解釋很多遍都沒用，媽媽還是覺得打開電腦就是玩，「我是在上班。」我都這樣回。

這個問題也是很多編輯、記者朋友共同的問題，大家的爸媽好像都很在意小孩玩電腦，其實也不是玩，也許他們只是想提醒我，要記得吃飯，不要一直盯著電腦，起來走一走，有時候在位置上一坐就是一整天，沉浸在寫稿世界，不累也不餓，或是餓了就抓著附近的零食吃，對照顧自己一點想法都沒有……家人在一旁看著也心疼，特別是媽媽是主婦，主婦總是把所有感情放在兒女身上，這就是一種甜蜜的負荷吧。

這篇大概是全書最為坦白之文了。其實真的很想說：「謝謝，謝謝一切。」雖然爸媽總不知道我在做什麼，但在他們心中我就是女兒，永遠做自己，偶爾讓他們傷心；生病後，變得更為懂事的女兒。

其實我不害怕死亡，因為我把每一天都當最後一天過。但總覺得對愛表達得太少，要把情意轉達給對方，好像更需要勇氣。謝謝這些日子家人的陪伴，謝謝爸爸、媽媽、兩個妹妹，這本書獻給所有我愛的人，還有愛我的人。

國家圖書館出版品預行編目 (CIP) 資料

我可以不勇敢：但我有面對脆弱的勇氣 / 吳娮翎作 .-- 初版 .-- 臺北市：麥田，城邦文化出版：家庭傳媒城邦分公司發行，2018.1
面； 公分 .--（麥田航區；5）
ISBN 978-986-344-528-9（平裝）
1. 勵志 2. 乳癌 3. 通俗作品
416.2352 106023423

麥田航區5

我可以不勇敢
但我有面對脆弱的勇氣

作者 吳娮翎
責任編輯 張桓瑋
國際版權 吳玲緯 蔡傳宜
行銷 艾青荷 蘇莞婷 黃家瑜
業務 李再星 陳美燕 杻幸君
副總編輯 林秀梅
編輯總監 劉麗真
總經理 陳逸瑛
發行人 凃玉雲
出版 麥田出版
城邦文化事業股份有限公司
104 台北市民生東路二段 141 號 5 樓
電話：(886) 2-2500-7696
傳真：(886) 2-2500-1966、2500-1967
發行 英屬蓋曼群島商家庭傳媒股份有限公司城邦分公司
104 台北市民生東路二段 141 號 2 樓
書虫客服服務專線：(886)2-2500-7718、2500-7719
24 小時傳真服務：(886)2-2500-1990、2500-1991
服務時間：週一至週五 09:30-12:00．13:30-17:00
郵撥帳號：19863813 戶名：書虫股份有限公司
讀者服務信箱 E-mail：service@readingclub.com.tw
麥田網址 http://ryefield.com.tw
香港發行所 城邦（香港）出版集團有限公司
香港灣仔駱克道 193 號東超商業中心 1 樓
電話：(852) 2508-6231 傳真：(852) 2578-9337
E-mail：hkcite@biznetvigator.com
馬新發行所 城邦（馬新）出版集團【Cite(M)Sdn. Bhd】
41, Jalan Radin Anum, Bandar Baru Sri Petaling,
57000 Kuala Lumpur, Malaysia.
電話：(603) 9057-8822 傳真：(603) 9057-6622
E-mail: cite@cite.com.my
封面設計 莊謹銘
內頁排版 陳采瑩
印刷 沐春行銷創意有限公司

2018 年 1 月 2 日 初版一刷
定價 300 元
ISBN 9789863445289

著作權所有．翻印必究（Printed in Taiwan.）
本書如有缺頁、破損、裝訂錯誤，請寄回更換。

城邦讀書花園
www.cite.com.tw

cite城邦媒體 麥田出版
Rye Field Publications
A division of Cité Publishing Ltd.

廣告回函
北區郵政管理局登記證
台北廣字第000791號
免貼郵票

英屬蓋曼群島商
家庭傳媒股份有限公司城邦分公司
104 台北市民生東路二段141號5樓

▼
請沿虛線折下裝訂，謝謝！

文學・歷史・人文・軍事・生活

麥田出版
Rye Field Publications

書號：RL9405　　書名：《我可以不勇敢》

讀者回函卡

cite城邦媒體

※為提供訂購、行銷、客戶管理或其他合於營業登記項目或章程所定業務需要之目的，家庭傳媒集團（即英屬蓋曼群島商家庭傳媒股份有限公司城邦分公司、城邦文化事業股份有限公司、書虫股份有限公司、墨刻出版股份有限公司、城邦原創股份有限公司），於本集團之營運期間及地區內，將以e-mail、傳真、電話、簡訊、郵寄或其他公告方式利用您提供之資料（資料類別：C001、C002、C003、C011等）。利用對象除本集團外，亦可能包括相關服務的協力機構。如您有依個資法第三條或其他需服務之處，得致電本公司客服中心電話請求協助。相關資料如為非必填項目，不提供亦不影響您的權益。

□ 請勾選：本人已詳閱上述注意事項，並同意麥田出版使用所填資料於限定用途。

姓名：______ 聯絡電話：______

聯絡地址：□□□□□______

電子信箱：______

身分證字號：______（此即您的讀者編號）

生日：____年____月____日 性別：□男 □女 □其他______

職業：□軍警 □公教 □學生 □傳播業 □製造業 □金融業 □資訊業 □銷售業 □其他______

教育程度：□碩士及以上 □大學 □專科 □高中 □國中及以下

購買方式：□書店 □郵購 □其他______

喜歡閱讀的種類：（可複選）

□文學 □商業 □軍事 □歷史 □旅遊 □藝術 □科學 □推理 □傳記 □生活、勵志 □教育、心理 □其他______

您從何處得知本書的消息？（可複選）

□書店 □報章雜誌 □網路 □廣播 □電視 □書訊 □親友 □其他______

本書優點：（可複選）

□內容符合期待 □文筆流暢 □具實用性 □版面、圖片、字體安排適當 □其他______

本書缺點：（可複選）

□內容不符合期待 □文筆欠佳 □內容保守 □版面、圖片、字體安排不易閱讀 □價格偏高 □其他______

您對我們的建議：______